わかった！　統合失調症のベスト治療

—病から脳とこころを解き放つ—

著

渡部和成

星和書店

はじめに

私は、長年統合失調症治療の専門家である精神科医として、これまで病院やクリニックで多くの統合失調症の患者さんの診療を行ってきました。診察室では、さまざまな統合失調症患者さんの姿を見ることができます。

統合失調症という病気をよく理解していて、自分の幻聴や妄想という症状が生じるメカニズムを自己分析できていて私に伝えてくれる患者さんもいれば、一方、実は幻聴や妄想に振り回されてしまっている状況なのに、それを認めず、なにしろわかってほしいとばかりに不安で落ち着かない現況を言い募る患者さんもいます。

統合失調症という病気に負けず元気に生活できていて、明るく笑顔で日常の様子や病気の管理状況を積極的に語ってくれる患者さんもいれば、一方、病気を理解しているように見えても、幻聴や妄想の存在を悟《さと》られまいと表面的な話しかしない患者さんもいます。

正社員としての仕事を立派に行っていて、自立し社会参加できている患者さんもいれば、一方、家では穏やかに過ごせてはいるものの、仕事をすることに消極的で、社会参加が治療的に必要なことを説明し社会資源の利用を促してもうまくできない患者さんもいます。

病状の波はあっても頑張って通院を継続しようとしている患者さんもいれば、一方、病気をうまく管理できず病気に圧倒されてしまって、再入院を希望する、あるいは、再入院となってしまう患者さんもいます。

このようなさまざまな統合失調症患者さんの状態は、時間軸に対し横断的に見ると一日の診察室内で見かけることができるものですが、見方を変え時間軸に対し縦断的に見るとしますと、これらの姿は一人の患者さんの統合失調症治療の経過中に繰り返し起こりうるさまざまな容体を表していると言ってもよいのだろうと思います。ここに慢性疾患である統合失調症の治療の難しさや、一見良好な病気の状態を保っているかのように見える患者さんの危うさが見て取れるだろうと思います。

私は、日々診察室で主治医として、このようないろいろな状況にある患者さんの話を傾聴しながら、同時に患者さんの今の病状が少しでも改善するために相談に乗り助言をし薬物調整を適切に行いながら、患者さんが自分の人生を大事にめいっぱい生きられるようにと念じつつ診療をしています。でも、いつも私はこう考え悩んでしまいます。

「真に患者さんのためになる統合失調症治療とは、いったいどういうものだろうか」

「統合失調症の患者さんは、ひとりの尊厳ある人間としての一生を送るためには、どう統合失調症に向き合い、どう生きていけばよいのだろうか」

　私は、この問いにしっかり答えられる精神医療が、患者さんのための真の統合失調症治療であろうと思っています。

　私は、統合失調症の治療ではどんな治療法が有効で適切なのか、患者さんの回復のためにはどんな治療法を提供すべきかを考えながら研究しつつ、その成果を実臨床に取り入れ患者さんの治療を行ってきました。このような臨床経験から、この問いに対する答えをまとめて、いま統合失調症と闘い悩んでいる患者さんとそのご家族に伝えられたら、必ずや患者さんの治療上の助けとなり、患者さんとご家族が最良の人生を送る手助けとなるだろうと思いました。これが本書を著そうとした動機です。

　本書の題名の中にある言葉「病から脳とこころを解き放つ」が、その答えを凝集した言葉であると考えています。本書でこの言葉の意味するところを明らかにし、この言葉のようにするには、具体的にどうすればよいのかを九章に分けて詳しく説明していきたいと思います。読者の方には、どの章もその章だけ取り上げて読んでいただいてもよろしいのですが、第1

章から順に読んでいただくと「病から脳とこころを解き放つ」ことの必要性と重要性やその方法についてよりうまく理解していただけるだろうと思います。

本文中には、13の表（囲み枠）が挿入されています。表を順に見ていくだけでも、本書で読者の皆さんにお伝えしたいことのエッセンスを理解していただけるようにしてあります。統合失調症の患者さんやご家族はもちろんのこと、統合失調症治療にかかわっている医療・福祉・行政関係の方々にも広く本書を読んでいただければ幸いです。

なお、本書で各章の内容説明に使用するために提示している症例については、当該の患者さんとご家族の人権尊重と個人情報の保護に十分配慮し、その人が特定できないように最大限注意を払うようにしております。したがって、症例に関する理解に大きく影響しない部分で、故意にあいまいな情報にしている箇所がありますことをご了解いただきたいと思います。

目次

■表・囲みの一覧

第1章 統合失調症を理解する

統合失調症という病名は、患者さんをもつご家族の要望に応えて、偏見につながりかねない精神分裂病という烙印《らくいん》のような名称から置き換えられるべく、2002年に日本精神神経学会によって作られました。しかも、統合失調症は精神分裂病とは異なり、病状は軽症化しており適切に薬物療法と心理社会療法*による治療を行えば、過半数の患者さんの予後（病気の行く末）は良くなるであろうと考えられています（表1）。にもかかわらず、残念なことに16年経った現在でも、禍々《まがまが》しい雰囲気をまとい一見して正常と峻別《しゅんべつ》できそうに見え、予後不良で重症の病気と定義される精神分裂病という名前の下でしか、この病気を理解できない人がいまだに多いように思います。このことは、精神分裂病という名前では、定義からして

*注…心理社会療法とは、非薬物療法のひとつ。認知機能や精神症状の改善と、社会生活の改善を目的として行う治療法。患者心理教育、社会生活技能訓練（SST）、作業療法などがある。

表1．統合失調症と精神分裂病との比較

	統合失調症	精神分裂病
疾患概念	特有の症状群	一疾患単位
重症度	軽症化	重症
治療	薬物療法と心理社会療法	主に薬物療法
予後	過半数が回復	不良

も治療による症状の改善可能性を期待できるようには思えないでしょうから、残念なことです。社会の人々には、患者さんの社会復帰を援助できる成熟した社会になるために、ぜひ統合失調症と呼ばれる病気を正しく理解していただきたいと思います。

さて、肝心要の患者さんの病名理解はどうなのでしょうか。多くの患者さんにとっては、統合失調症という病名を理解することは容易ではないようです。その理由は何でしょうか。患者さんは、ひょっとすると自身の「病気」の名称が統合失調症でも精神分裂病でもどちらでもよいのかもしれません。ただただ自分が「病気」であるとは認められないということが、患者さんの思いのすべてなのだろうと思います。周囲から「病気」であると判断され、そう言われることは、患者さんに不安や恐怖をもたらしている精神的異変とその異変への患者さんが取っている対応行動を周囲に理解してもらえないことを意味することになると、患者さんは受け取ってしまうのだろうと思います。そして、その患者さんの行動は不穏と捉えられ、自分という存在が異質な者として排除されてしまう危機に直面することになってしまうと、患者さんは考えてしまうのだろうと思います。ですから、精神分裂病という名前も統合失調症という名前も、どちらとも同様に「病気」であることを患者さんに伝えるための言葉の衣にすぎないと受け止められてしまっているのかもしれません。患者さんは、いま陥っている精神的に切迫した苦境には困り果てていても、人間としての尊厳の保証を損なわれ、築き上げてきた生活が崩れてしまいかねない可能性をはらむ「病気」という言葉をただ受け入れられないのであって、精神分裂病という衣も統合失調症という衣も理解する対象とは認められないのだろうと思います。

しかし、私は、患者さんにはどうしても「病気」といわれる状況から脱出してもらいたいと思います。となると、先ほど述べた改善可能性と予後に関する定義からしても、患者さんには、なんとしても精神分裂病ではなく統合失調症という病名を受け入れ、その意味するところを十分理解してもらい、そして「病気」からうまく脱することができるということをしっかりわかってもらうことが、治療上最も大事なことだろうと思っています。

さて、どのようにすれば患者さんに統合失調症という病名をしっかり理解してもらうことができるのでしょうか。

それは、患者さんに希望が持てる病名告知をするということです。人は希望が持てずにいて病気に打ち勝つことはできないものでしょう。

いつも私は、統合失調症を「**統合**」、「**失調**」、「**症**」の3つに区切って理解するとよいと患者さんやご家族に話しています（5ページの囲み枠参照）。「統合」とはこころや行動をまとめることで、「失調」とは調子を失っている、すなわち、うまくいっていないことを意味し、「症」は状態ということであると理解してもらうようにしています。ですから、統合失調症という病名は、

「あなたは、今、こころや行動をまとめることが、うまくいっていない状態です」

と、患者さんの今現在の精神情況を説明している言葉であると話しています。ここで、大事なことは状態ということです。状態というのは変化するはずです。例えば、水について考えてみましょう。水の本質は時が変わってもいつでも同じですが、水の状態は、通常は液体ですが、ある時は固体の氷になったり、またある時は気体の水蒸気になったりと変化します。

◆病名が意味すること

統合失調症は、「統合」、「失調」、「症」の3つに分けて理解する。

「**統合**」：こころや行動をまとめること
「**失調**」：うまくいっていない
「**症**」：状態（状態は変化するから、良くなる）

統合失調症は、「**こころや行動をまとめることがうまくいっていない状態であり、将来は良くなる**」と、患者さんの現在の状況と明るい未来を説明している言葉であり良い病名である。

ここで、水と同じように、統合失調症の本質と状態について考えてみましょう。統合失調症という本質は、原因不明の脳の器質的問題であり、その問題は当然治療法がいまだなく患者さんの脳の中にずっとありつづけるわけですから不変です。統合失調症の状態については、〝状態は変化する〟わけですから、患者さんは今調子が悪い状態ですので、将来は変化してきっと「良くなる」ということになるでしょう。

このように説明すれば、患者さんは、良くなるから頑張ろう、統合失調症に打ち勝って元気になろうと、希望を持って統合失調症という病名を受け止めることができるだろうと思います。ですから、統合失調症という病名は、患者さんの今の状態を説明し、明るい将来を予測させ、患者さんに希望を持たせることができる良い名前だとなります。患者さんとご家族には、統合失調症をこのように理解するようにしていただきたいと思います。

では、患者さんが忌み嫌う「病気」という言葉で表現される統合失調症は、患者さんにどのように理解してもらうとよいのでしょうか。次の1〜7のように理解してください。

1　統合失調症は、100人に1人の割で発症する病気なので、そんなに珍しくはない病気だといえます。

2　統合失調症になりやすさ（生まれつきの素質である〝脆弱性《ぜいじゃくせい》〟）を持って生まれた人

が、主に思春期から青年期という時期に対処できないほどの過大なストレスに遭遇したことをきっかけに、統合失調症は発症します。つまり、発症には遺伝的要因と環境的要因（ストレスなど）が関与しているといえます。

＊重要　統合失調症に関係する同じ遺伝負因を持った一卵性双生児がいるとすると、2人とも統合失調症を発症する確率（一致率）は100％ではなくせいぜい50数％だということです。そうすると、発症は決して遺伝負因のみで決まるのではなく、環境的要因の影響も大きいとなります。ストレスは統合失調症の発症に関係しますし、発症後も強いストレスで病状が悪化します。

3

先ほどの2から、統合失調症は原因不明の太刀打ちできない病気ではなく、治療の余地がある病気であるということになります。統合失調症の患者さんは、治療上ストレスの管理が重要だということを意味しています。

＊重要　統合失調症は再発を繰り返しやすく、回転ドア現象といわれるような入退院を繰り返す傾向があります。患者さんが治療を継続してストレス管理をうまくできるようになると、再発の可能性を低く維持することができるでしょう。

4　統合失調症は、マクロ的には病院でよく実施されるCT（X線コンピューター断層撮影）検査では見つけられない程度の脳の萎縮があり、ミクロ的には脳内ドーパミン神経系の機能異常（前頭葉での機能低下と大脳辺縁系での機能亢進）などがみられるということはわかっていますが、先ほど述べましたようにあくまでもその原因はよくわかっていません。

5　そのような脳の病気から出てくる症状は、こころの病気の症状としてまとめることができます。具体的には、知覚・思考・行動・意欲や感情の異常であるところの幻聴（声や音に関する対象なき知覚）、妄想（訂正不能の誤った考え）、猜疑《さいぎ》的態度、興奮、引きこもり、意欲の低下、抑うつ、認知機能障害などがその症状となります。その結果、患者さんの社会的あるいは職業的機能の低下（仕事、対人関係、自己管理などがうまくできない）がみられるようになります。

6　現在行われている統合失調症治療については、次のようにまとめられます。統合失調症の原因は不明ですから、どのような治療法であってもすべてが根治療法ではなく対症療法であり、統合失調症は治癒させることは不可能な病気であるといえるでしょう。したがって、「昨日も今日も明日も統合失調症」（昨日調子が悪くて、今日治療を受けたから、明日は大丈夫だとはいえず、昨日も今日も明日もずっと統合失調症である。また、どんなに病状が安定したように見えてもずっと統合失調症である）ということです。患者さんには、ここのところをしっかりとわかっていてほしいと思います。

7

患者さんは、統合失調症は原因不明で根治療法のない脳の病気だからと諦めず、統合失調症の発症機転からいっても治療の余地が十分あるわけですから、こころの病気の部分に希望を持って、病気を抱えながらもなんとか病気に打ち勝ち自分らしく生きていけるように頑張ろうと自分に言い聞かせていくべきでしょう（次ページの囲み枠参照）。

◆治療で大切な患者さんの姿勢

統合失調症は原因不明の脳の病気だからと諦めず、こころの病気だから、希望を持って病気を抱えながらも病気に打ち勝ち自分らしく生きていけるように頑張ろう。

なんとかなります。きちっと正しい治療法を理解することが大切です。次の章以降で、その方法を詳しく説明したいと思います。

第2章　症状に向き合う

　こころの病気としての症状は、その元になる脳の器質的問題は変わらないのですから、治療により全くなくなってしまうことは期待できないと考えられます。すなわち、統合失調症の代表的な症状である幻聴や妄想は、病状が治療によりどんなに安定してきていても、患者さんがひどく疲れたときやストレスを強く感じるときなどには脳の器質的問題をもとにして容易に出現してきます。そうすると、少なくとも患者さんが**疲れすぎない**ようにストレスを高めないように心がければ、患者さんは幻聴・妄想などの症状に悩まされることは少なくなるといえます。

　もう少し考えを進めましょう。幻聴や妄想は、患者さんのこころの世界の現象であり他者と共有できる現実世界の現象ではありません。人はこころの世界と現実世界という2つの異なる世界に、同時に同程度にかかわることはできないものでしょう。そうすると、現実世界の現象に集中すれば現実世界が意識の中で大きくなり、こころの世界の現象は意識の中では反対に小さくなるでしょう。逆に、現実世界の現象に集中できなければ現実世界が意識の中で小さくなり、こころの世界の現象は意識の中では反対に大きくなるでしょう。したがって、こころの世界の現象である幻聴や妄想などの統合失調症の症状が生じたときに、健全な判断による考えや行動ができて現実世界にしっかりかかわることができれば、幻聴や妄想を弱めることができるでしょう。要するに、日常生活でいかに幻聴や妄想に時間を奪われることを少なくし、現実にかかわる時間を増やせるようになれるかが治療上の最大の課題となるといえます。

そのためには、まず、患者さんの毎日の過ごし方（**生活リズム**：寝て起きてのリズムや毎日の日課やご家族と共有し協働する時間の持ち方）が治療の基本になります。これが最も大事な基本中の基本です。そして、患者さんは精神的にも肉体的にも疲れすぎると病状が不安定になりやすいので、こころのエネルギーの使い方がうまくなる必要があります。しかし、こころのエネルギーはいつも同じではありませんので注意が必要です。朝起きたときに、一日の日常生活を、今日はいつも並みにできそうだとか、今日はいつもより頑張れそうだとか、今日はいつものようにはできそうではないなとか、朝の**こころのエネルギーを推し測れる**ようになるとよいと思います（次の囲み枠参照）。

◆**治療で欠かせない日常の基本**
一日の生活のリズムを作ろう。
朝起きたときのこころのエネルギーを知り、無理しすぎないように行動計画を立て実行しよう。

そうして、朝、起床時のこころのエネルギー量を100%としたときに、その70〜80%を一日に使用するエネルギー量の上限として、その日を過ごせるようにできるとよいでしょう。つまり、その日、その日にできそうだと思える行動内容を考えて、それを10割としたとき、その7、8割程度を一日に行うようにしようとすると、うまくエネルギーを使って生活できることになるだろうと思います。毎日、その日のこころの状態に合わせて、無理をしすぎることなく一日を過ごせるようにすることが大切です。

どうすれば、こころのエネルギーを高めることができるのでしょうか。そのためには、患者さんは安心し病からの回復への希望を持ちつづけ、**レジリエンス**（**回復力、抗病力、自然治癒力**：私は「**生きる力**」だと考えています）を向上させることが重要になります。レジリエンスは、誰もが生まれながらに持っている力ですけれども、それをどう高め維持できるかは、一人ひとりの努力にかかわってきます。

70～80％のエネルギーを使って一日を終えるようにすれば、就寝時には、朝に感じたこころのエネルギー量の20～30％が残っていることになります。そのエネルギーは明日を迎える力とすることができます。このような一日の過ごし方をしていれば、今日、明日、明後日、そしてその後とうまく日常生活を継続していくことが可能になるだろうと思います。

70～80％のこころのエネルギーで生きることについて、もう少し説明したいと思います。基本は、今後の人生を〝**焦らず**〟〝**無理せず**〟生きよう、目標に向かってゆっくり一歩ずつ進んでいこう、と生きていくとよいでしょう。しっかりした人生目標を立てた患者さんにとっては、〝焦らず〟というのはなかなか呑み込めないことなのかもしれません。ご家族の助けがあり福祉制度をうまく利用して経済的基盤を整えられれば、統合失調症であることをオープンにして（病名を伝えて）〝焦らず〟いくべきです。それが調子を崩さず大きな失敗をせず、うまく社会参加していく方法です。しかし、経済的不安があって、統合失調症であることはクローズドにしたまま（病名を伏せて）、少しでも早く仕事をしてお金を手にしていく必要がある場合には、患者さんは無理せずに仕事をしていくことが大切だと自分に言い聞かせ、仕事を始めた後、もしわずかでも調子を崩しかけたら早退したり休んだり一歩後退したりすることを潔くするということを頭に置きながら、慎重に仕事をしていく姿勢を保つことが肝要です。

〝焦らず、ゆっくり〟というのは、具体的にはこうなります。まずは、家庭内での社会機能の回復を図ることから始めるとよいでしょう。家庭でご家族と一緒に時間を過ごしたり共有できる日課を行ったり、簡単な家事を手伝ったりすることができるとよいでしょう。その後、いわゆる社会資源であるデイケア、作業所、地域活動支援センター、就労支援センター・施設などをその時々の患者さんのニーズに合わせて選び利用しながら、時間をかけて自立と社会参加に向けてステップアップしていくとよいでしょう。

仕事をしようとする場合は、まずハローワークでよく相談して障害者枠の仕事を紹介してもらい、病気を理解してもらったうえで短時間でのストレスの小さな仕事をすることから始めていくようにするとよいでしょう。時間がかかっても最終的に一般就労の正社員になれればよいとするぐらいの緩やかな目標を持って進んでいくとよいだろうと思います。

このように、患者さんはゆっくりとしたペースで社会参加に向け努力していくなかで、日々症状に向き合って病気の管理をしていくことになります。そのための最も基本となる症状への対処技術は**「二段階法」**といえます（19ページの囲み枠参照）。

幻聴でも妄想でも他のいかなる症状であっても、その症状への対処法は「二段階法」です。まずは、その方法が正しい理由を示しておきましょう。

人には精神交互作用という生理的現象があります。例えば、人は自分の体のある部分に原因理由がないのに痒《かゆ》みを感じたとなると、注意がその痒みに向きます。すると、その部分がより痒くなってしまいます。より痒くなると、よりいっそう注意がその痒みの箇所に向き、気になってしまいます。いわゆる悪循環となって具合が悪くなってしまうのです。この生理的現象のメカニズムが精神交互作用です。ここで、この痒みの症状が消えるのには、精神交互作用による悪循環を断ち切ることが必要になります。

幻聴や妄想は、患者さん自身の脳活動・こころの作用により作り出されたこころの世界のもので現実ではない現象です。幻聴や妄想などの症状が消えるか軽くなるためには、先ほどの痒みの悪循環を断ち切るのと同じ方法が有効だと考えられます。それが「二段階法」です。

幻聴に対する「二段階法」は次のようになります。

第一段階は、まず患者さんが、これは幻聴であって現実ではないと判断したら、**幻聴を無視し聞き流して気にしないようにする。**

第二段階では、患者さんは**注意を幻聴から逸らして、目の前の現実世界に向けてそこに集中する。**

という連続作業です。この二段階からなる対処技術で悪循環を断ち切ることが、幻聴に振り回されなくなる方法となります。第二段階で行うこととしては、具体的には、運動や散歩、家族との会話、趣味や娯楽（手芸をする、パズルをする、読書をする、音楽を聴く、テレビを見る、ラジオを聴く、ゲームをするなど）、家事（掃除、食器洗い、洗濯、風呂掃除など）など何でもよいでしょう。集中できることなら何でもかまいません。なかでも運動などは、頭を空にして体を動かすということになりますので最適です。一人の患者さんでも、幻聴が出現するタイミングはさまざまでしょうから、いろんな時間のいろんな場所を想定して、それぞれの時間と場所での有効な二段階目の方法をいくつも見つけておくとよいでしょう。

人間は不器用ですから、２つのことを同時に同じレベルの集中度で実行することはできないものです。ですから、現実世界の事象に注意を向け集中できれば、幻聴に注意が向かなくなるので幻聴が大きくならずにすみ、逆に小さくなるか減り、幻聴を作り出す脳活動・こころの作用は停止できます。それを続けると、究極的には幻聴が消えるということです。当然ながら、幻聴から注意を逸らすことができなければ現実に気を配ることはできないので、現実から遊離し自分のこころの世界に入り込んでしまって苦しみが続くことになります。

さて、**妄想に対する「二段階法」**は次のようになります。

第一段階は、患者さんは**ある考え（妄想）が浮かんだとき**、この考えが浮かぶといつも苦しくなる、だから**考えるのをストップさせよう**、とすることです。

第二段階では、患者さんは**注意を妄想から逸らして**目の前の**現実世界の事象に向けて注意を集中させる**ことです。具体的な注意の集中方法は、幻聴の場合と同じでかまいません。

この方法により妄想は消し去ることができるはずです。

◇幻聴と妄想に対する二段階法

（A）幻聴

第一段階：幻聴と現実を区別し、幻聴と判断したら、無視し聞き流し、注意を幻聴から逸らす。

第二段階：逸らした注意を目の前の現実世界に向け、そこに注意を集中する。

（B）妄想

第一段階：いつも自分を悩ませる妄想だと判断したら考えることをストップし、注意を妄想から逸らす。

第二段階：逸らした注意を目の前の現実世界に向け、そこに注意を集中する。

当然ながら、症状に対処しようとするときには、この「二段階法」をうまくできるときと、うまくできないときがあるでしょう。幻聴や妄想の内容が、患者さんにとって不安や恐怖や怒りをもたらし非常にひどく厳しいときには、「二段階法」を行うことがうまくいかないこともあるだろうと思います。また、「二段階法」の第一段階で幻聴を無視しようとすると、「無視するなよ」、「無視するなら〇〇してやる」と幻聴で聞こえてきたりすることもあります。それで不安になって無視できなくなってしまうことにもなるようです。患者さんが「無視するとどうなるのだろう」と不安に思っているから、「無視するなよ」と聞こえてくるのでしょう。幻聴は患者さんのこころの反映ですから、このようなこともあるでしょう。しかし、「二段階法」をなんとか頑張って行い、幻聴や妄想に振り回されない時間をなんとか増やしていければ、最低その時間のぶんだけ、患者さんは必ず楽になれるはずです。幻聴や妄想の内容が患者さんにとって非常にひどく厳しいときであっても、何度も繰り返すうちになんとかうまく対処できるようになれるだろうと思います。そうすると、考えてみると簡単にわかることですが、根気よく「二段階法」で対処することを続けていると、究極的には、幻聴や妄想に振り回される時間はゼロになるでしょう。幻聴や妄想はなくなるということです。

ここが患者さんにはぜひ理解していただきたいところです。

　しかし、先ほど述べたこころのエネルギーが十分でないときや、ストレスや不安・緊張が強いときに、頭（つまり脳）が疲れてしまうと、この対処法ができにくくなります。症状への対処法がうまくできないと統合失調症という病気の管理がうまくできません。患者さんは自分らしく生きることができません。

　このように、こころのエネルギーと症状への対処法は、統合失調症治療で大切な言葉となるでしょう。

第3章　星座のストーリーを知る

統合失調症の患者さんには、「コンステレーション」が統合失調症治療で重要な言葉のひとつであることを理解していただきたいと思います。コンステレーションとは、星座のことですが、心理学用語で使われるときは「布置《ふち》」と訳されます（27ページの囲み枠参照）。

患者さんは、患者さんの仲間がいると回復に向けて頑張れます。

統合失調症治療では、症状への対処法や病気の管理法を身につけることが大切なことです。その技術は、先ほど述べましたように「二段階法」ですが、いつもこの対処法をうまく行えて症状を消失させることができるとは限りません。患者さんは、うまくできなくて悩むこともあります。そんなときは、仲間の他の統合失調症患者さんがどう「二段階法」をうまくやれているか、工夫しているかを知ることが患者さんにとって大切なことになります。

患者さんは、自分ひとりだけで統合失調症という病気を乗り越えようとしてもうまくいかないものです。ですから、患者さんは、同じ病気の仲間を持って、その仲間と病気に関して苦しいことや悩んでいることなどについての本当の話ができて本当の助言をしあえるようになると、病気と闘っているのは自分ひとりだけではない、仲間がいるのだと感じられて病気を乗り越えやすくなります。

患者さんは、患者さんが相談できる人が周囲にたくさんいると回復に向けて頑張れます。

統合失調症治療の目標は自立と社会参加ですので、患者さんは孤立して孤独にならないように心がけることが大切になります。患者さんがご家族や主治医をはじめ自分の周囲の人々に相談でき理解してもらえていることは、孤立・孤独を避けることにつながります。

患者さんは、ご家族に理解されサポートされていると、病気を乗り越えやすくなります。ですから、病気を克服するためのパートナーとして二人三脚で歩いてくれるご家族の存在を意識できることが重要なことになります。

そして、統合失調症は慢性疾患ですので、患者さんは、通院治療中に信頼する主治医に継続して相談でき、馴染みの医療・行政・福祉のスタッフを持ち、うまく相談できると、病気を乗り越え社会参加しやすくなります。

このように、患者さんが、周囲のいろいろな人たちに支えられ相談でき助言してもらってこそ安心して回復に向けて頑張っていける、と思えるようになることが、統合失調症の治療で大切なことになります。

これがコンステレーション（星座）の考えです。

患者さんは、自分が星座の中心の星として存在しているが、ご家族、患者さんの仲間、主治医、馴染みの医療・行政・福祉スタッフがそれぞれ自分との適切な距離を保ちながら星座の周辺の星としてしっかり存在してくれているからこそ、自分は回復に向けて頑張っていけるのだと理解し、この星座を意識できるようになることが重要なことになります。この星座は、患者さんが統合失調症を乗り越えようとして一生懸命生きている姿を表しています。

ところで、夜空の星座一つひとつには、その星座にまつわるストーリーがあります。この星座のストーリーは、星座を形作る星々の夜空での位置と星相互の関係性を理解できないと知ることはできません。同じように、**患者さんの星座にもストーリーがあります。**例えば、

「自分（患者さん）は、家族に理解され助けられているが、最近主治医の診察があって就労について相談したら、社会復帰・就労支援室のスタッフに会うよう勧められた。自分は、これまで、デイケアを利用しているからデイケア・スタッフや仲間を身近に感じていたが、これからは、社会復帰・就労支援室のスタッフが家族、主治医の次に身近になりそうだ。自

分を支えてくれる人たちは変わっていくのだなあと思う。いろんな職種の人との信頼でき安心できる素晴らしい関係をいくつも自分は持っているから、統合失調症からの回復に向かって頑張っていける。大丈夫だ」

というストーリーです。

患者さんの星座では、夜空の星座とは異なり、新しい明るい星が見つかったり（結婚して伴侶《はんりょ》ができるなどして）、あるいは、大きな星がなくなったり（支えてくれていた親が亡くなるなどで）、あるいは星と星の間の距離が変化したり（サポートしてもらっている内容が変化して）ということが幾度となく起こるでしょう。そのときは、自分の星座のストーリーを作り直して、新たな星同士の関係性（今後自分はどの人にどのような相談・援助関係を依頼できるかなど）を再確認しておくことが必要になります。

◆**星座とストーリー**

中心星：治療を続け社会参加しようとしている患者さん

★星同士の距離（相談・支援の関係）はダイナミックに変わる

周辺の星々：患者さんをサポートするご家族、仲間、医療・行政・福祉のスタッフ

星の数は増えたり減ったりする（サポートしてくれる人が交代したり、新たに現れたりする）

患者さんを理解しサポートしているご家族と患者さんとの距離は、「**愛の距離**」といいます（第９章参照）。この**愛の距離は変化します**。患者さんの調子が悪いときは、かなり接近していて「愛の距離」は短い（近い）のですが、患者さんが自立に向けて頑張りはじめて、

患者さんの仲間との関係性が強まってきたりすると、愛の距離はやや長く（遠く）なると思います。患者さんが、一人暮らしを始めるとなると、さらに「愛の距離」は長く（遠く）なります。最初は、スープの冷めない距離であったものが、電話で近況報告をしあう距離にと、次第に患者さんはご家族とは遠くなっていくでしょう。最終的には、ご家族が先に亡くなりますから、患者さんとご家族の間の「愛の距離」は無限大になります。

このことを星座に当てはめると、患者さんの親という星は、患者さんという中心星の近くにあり、その輝きは常に不変（いつも患者さんを１００％の愛で受容しサポートしようとしている）ですが、中心星との距離はだんだんと遠くなり、最終的には忽然《こつぜん》と消えていきます。

このように、星座の中心の**患者さんの星と周辺にある星との間の距離は、**固定されておらず**ダイナミックに変わりうる**ということになります。患者さんは、自分の星座を構成する星が変わり、星々間の距離が変わって星座の形が変化していくなかに、いろんな人に支えられて社会への参加方法を変えながら統合失調症を乗り越えようとしている自分の姿を発見できるだろうと思います。

第4章　薬を飲む

わが国での抗精神病薬による統合失調症の薬物療法は、１９５５年にクロルプロマジン（chlorpromazine, 以下ＣＰと略す。外科医が偶然に見つけた精神病症状に効く薬）が使用できるようになったのを皮切りとして実施できるようになりました（32ページの囲み枠参照）。その後、ハロペリドールをはじめとしてたくさんの抗精神病薬が使用できるようになりました。抗精神病薬は、統合失調症で生じている脳内ドーパミン神経系の機能異常を修正するために使われる化学物質ですので、ドーパミンの機能異常によって現れると考えられる陽性症状（幻聴、妄想、興奮など）や陰性症状（引きこもり、意欲低下など）をはじめとする諸症状の改善効果が期待されました。それは精神医療にとって画期的なものでした。しかし、多くの問題も生じました。

初めのころの薬は、**定型抗精神病薬**（**第一世代抗精神病薬**、または従来の抗精神病薬）といわれ、極論すれば陽性症状しか改善できず、陰性症状は改善しないどころか悪化させることもあり、副作用の錐体外路症状《すいたいがいろしょうじょう》（ＥＰＳ：パーキンソン症候群、ジストニア、アカシジア、ジスキネジアが含まれる）が出やすいものでした。その結果、患者さんのＱＯＬ（quality of life：生活の質）を低下させる危険性があるものでした。なかでも、薬剤性パーキンソン症候群は、期待された病状を軽減する効果の代償としてはあまりにも大きく、涎《よだれ》を流し手が震え前屈《かが》みになってすり足で小刻みに歩くという副作用に悩まされる患者さんを多く生み出してしまいました。

　ＣＰ使用開始後、約半世紀経った１９９６年にリスペリドンが上市《じょうし》されて以降、副作用の錐体外路症状が出にくい**非定型抗精神病薬**（**第二世代抗精神病薬**、または新規の抗精神病薬）の開発が続き、作用メカニズムが異なる何種類かの良い薬が使用できるようになりました。現在は10種類の非定型抗精神病薬（リスペリドン、オランザピン、クエチアピン、ペロスピロン、アリピプラゾール、ブロナンセリン、クロザピン、パリペリドン、アセナピン、ブレクスピプラゾール）が使われています。これらの非定型抗精神病薬は、陽性症状だけではなく陰性症状と認知機能障害（注意、記憶、計画性、判断力などの機能の低下）をも改善できるようです。社会参加と回復に向けた薬物効果も期待できます。しかし、新しい薬にも特有の副作用（体重増加、*高プロラクチン血症、糖・脂質代謝障害など）がありますのでやはり注意が必要です。特に、難治性の統合失調症にのみ使用可能なクロザピンは、一般的な副作用以外に重篤な副作用（白血球減少、心筋炎など）が出る可能性があることを理解しておかなければなりません。

ところで、国も使用を推奨し新しい効果が期待できる非定型抗精神病薬による薬物療法であっても、残念ながら対症療法の域を超えるものではありませんし、定型抗精神病薬と同様に薬さえ飲んでおけばそれでよいというものではありません。患者さんは、非定型抗精神病薬の助けを借りながら、心理社会療法で学んだ症状への対処法と病気の管理法を行っていくことで、薬で軽減できている症状をさらに軽くしていけるようになるでしょう。

さて、薬物療法を行うときには、患者さんごとに、また、患者さんのその時々の病状ごとに合った薬の種類とその数量や薬用量を見つけ出すことが常に必要となります。１種類の抗精神病薬による治療は**単剤療法**といいます。究極的には、１種類の非定型抗精神病薬の低用量による治療が望ましいのですが、そう簡単ではありません。複数の抗精神病薬による治療は**多剤併用療法**といいます。

＊注…高プロラクチン血症とは、抗精神病薬の副作用のひとつで、血液中のプロラクチン（ホルモンの一種）濃度が高まっている状態。生理不順、乳汁分泌、性機能障害などがみられる。

◆ **抗精神病薬の種類と特徴**

第一世代抗精神病薬（定型抗精神病薬、従来の抗精神病薬）

・わが国では1955年から使われている。
・陽性症状しか改善しない。
・副作用が著しい。

第二世代抗精神病薬（非定型抗精神病薬、新規の抗精神病薬）

・わが国では1996年から使われている。
・陽性症状、陰性症状、認知機能障害を改善する。
・副作用は少ないが、特有な副作用に注意を要する。

急性期の著しく不穏な病状によって**多剤併用高用量療法**（複数の抗精神病薬を用いて、しかもその薬用量は常用量のうちの多いほうの量となっている薬物療法）で治療をスタートさせざるを得なかったとしても、心理社会療法に参加可能な病状（陽性症状があってもかまわないがセッションの時間はなんとか席に着いていられる程度の病状）にまで落ち着いたら、患者さんがしっかり心理社会療法を受け、病識を持ち症状への対処法をうまくできるようになれば、病気をうまく管理できるようになれますので、そのぶんだけ薬を減らすことができ、着実に**単剤低用量療法**（抗精神病薬は1種類で、その薬用量は常用量のうちの少ないほうの量である薬物療法）に近づけることができます。

統合失調症の症状に対しては、抗精神病薬を用いますが、統合失調症にまつわる他の症状に対しては、必要に応じてそれぞれに適切な補助薬を抗精神病薬と同時に使用していくことになります。例えば、不安に対しては抗不安薬、不眠に対しては睡眠薬、抑うつ（二次的なもの：統合失調症発症後に出現したうつ症状）に対しては抗うつ薬、興奮に対しては気分安定薬や抗不安薬を用います。そのほか緩下剤、胃腸薬なども補助薬として臨機応変に併用します。

これらの併用薬をまったく使用する必要がなく、1種類の抗精神病薬だけで治療していけることを**単純療法**といいます。単純療法となれば、例えば1日1錠だけ薬を飲めばよいという薬物療法にも持っていくことができますので、薬を飲みやすくなり患者さんのQOLを向上させることにもなります。また、用量調整も容易となり薬物療法を維持しやすくなります。

◆薬物療法の種類と使用薬用量

（A）薬物療法の種類

多剤併用療法：2種類以上の抗精神病薬を用いて治療する。
単剤療法：1種類の抗精神病薬を用いて治療する。
単純療法：単剤療法で、しかも他のいかなる併用薬もない。

（B）使用薬用量

高用量：使用可能な常用量のうちの多いほうの量。
低用量：使用可能な常用量のうちの少ないほうの量。

以下に、統合失調症治療で、患者さんの病状に合わせて薬物療法が変化していく様子を症例を通して見ていきたいと思います。

◆症例1　20代　女性　統合失調症

大学卒業後、A市で単身で生活しながら仕事をしていたころで、私のところに来る7年前に最初の症状を発症し、Bクリニックを受診しました。C病院に統合失調症の診断で1カ月間入院しました。退院後は、服薬せず通院もしませんでした。私のところに来る1年前、著しい妄想状態になり実家に連れ戻されましたが、大声を出して不穏であることが続いていました。ある年の3月6日、両親と保健所職員に強制的に連れられ私のD病院を受診しました。診察時、滅裂に妄想的言動を繰り返し暴れるため、家族の同意を得て医療保護入院となりました。閉鎖病棟での治療を開始しました。

3月6日〜9日（入院1〜4日目）は、病識なく著しい幻聴・妄想、作為体験や自我障害がみられていました。

入院4日目、本人に心理社会療法の重要性を説明したところ同意が得られましたので、一般入院から教育入院[*1]（クライエント・パスと集団患者・家族心理教育をメインとした短期間入院治療）に変更しました（41ページの囲み枠参照）。患者心理教育に参加して徐々に病気の理解ができるようになりましたが、幻聴・妄想の訴えは続いていました。入院41日目、任意入院に変更し開放病棟へ転棟となりました。その後

「（人と）話をしていると（幻聴は）小声になる。集中するものを見つけたい」

と幻聴への対処法について述べたり、

「以前の習慣が戻ってきた。昨日の患者心理教育のビデオは衝撃的だった。自分もビデオの患者と同じ体験をしていた。父母が面会に来て、自分が良くなっている姿を見て喜んでいた」

「幻聴は無視するようにしたい」

と述べたりするなど患者心理教育の効果がみられるようになりました。

しかし、入院49日目には、

「自分は病気じゃないから早く退院したい」

と言い、まだ病状が安定していない様子もみられていました。その後は、次第に幻聴・妄想は軽減してきて、服薬遵守の必要性を理解できるようにもなりました。

入院71日目の5月（初診から2カ月後）15日、家族心理教育に参加し病気を理解したご家

族の協力も得られ、退院後は通院し院内のデイケアを利用しながら訪問看護を受けていくことを約束できましたので退院となりました。退院時の薬物療法は、インヴェガ（一般名：パリペリドン-ＥＲ）12mg、ロナセン（一般名：ブロナンセリン）16mg／日[*2]（１日用量はＣＰ[*3]換算１２００mg）によるもので、２種類の非定型抗精神病薬を使用した多剤併用療法の大量療法（１日の薬用量がＣＰ換算１０００mgを超える場合）でした。

退院後は、約束どおり毎週通院し、週１回訪問看護を受け、週４日デイケアを利用しはじめました。診察時には、病状は軽減しているものの

「前ほどではないが、幻聴があってつらい」

と述べたりしていました。しかし、

「家族とうまく話をしている。家族と一緒に買い物したり外出したりして楽しんでいる」

＊注1…クライエント・パスとは、患者さん自身による入院治療経過評価用ツール。『統合失調症からの回復を願う家族の10の鉄則』（渡部和成著、星和書店）に掲載されている。

＊注2…「／日」は、1日あたりのこと。ここでは1日あたり16mg。

＊注3…CP換算（クロルプロマジン換算）とは、抗精神病薬の力を比べるときに用いる方法。一番古くから使用されている抗精神病薬であるクロルプロマジンという薬のどれだけの量に相当するかを求めることをいう。

と述べ、家族心理教育で勉強した家族に助けられ、次第にうまく病気と付き合えるようになってきていました。

同年11月（初診から8カ月後）、ＳＤＭ（shared decision making：シェアード・ディシジョン・メイキング、患者さんが医療者と情報を共有し相談しながら治療法を決定していくこと：第6章参照）の方法により、服用中のインヴェガと同成分のデポ剤（持効性筋肉内注射剤）であるゼプリオン（一般名：パリペリドン-ＬＡＩ）のメリット（①一日中安定した薬剤効果が1カ月間継続する、②副作用が少ない傾向がある、③薬を飲むストレスがなく飲み忘れの不安もなくなり、ひと月に1回の通院でよいのでＱＯＬが向上する、④社会参加につながりやすい）とデメリット（①注射時の痛みや注射部位の硬結が起こりうる、②副作用が出たときの対応が問題となる、③飲み薬より高価である）を説明しましたところ、今後はゼプリオン（150㎎）中心で治療していくことを患者さん自ら選びました。

ゼプリオンを主剤とした薬物療法へ移行後の12月（初診から9カ月後）、併用抗精神病薬のロナセンを中止することができ、抗精神病薬が1種類の単剤療法となりました。翌年（初診から1年後）春からは、デイケアの他に作業所にも通うようになりました。同年初夏までに、使用していた他の内服薬（抗不安薬、抗パーキンソン薬、睡眠薬、緩下剤）はすべて中

止となり、ゼプリオン１５０㎎のデポ剤のみによる単純療法（ＣＰ換算８００㎎）となりました。その後は、

「幻聴はあるがうまく対処している」

「幻聴はボソボソと聞こえるぐらいだ。没頭していると聞こえない。２年前はひどかった」

「幻聴は続いているが気にしないようにしている」

「母と一緒に、Ａ市まで美術館を見に行ったり、旅行に行ったりしている」

と述べるなど、病状はよりいっそう安定してきました。８月になってからは、ご家族と社会復帰について話し合うようになり、病院の社会復帰・就労支援委員会が運営する院内の社会復帰・就労支援室で就労に向けたステップを担当スタッフと相談していくことになりました。同年冬、デイケアで行われた院内の社会復帰・就労支援室とハローワーク主催の就労セミナーに参加した後、その次の年（初診から２年後）の春からはハローワーク職員の勧めで患者の希望する事務仕事での就労体験を開始しました。

　その後、同年冬からトライアル雇用を体験し、初診から３年後の春からは、障害者枠で正式採用され１日６時間の週５日で働いています。症状的には幻聴・妄想は認められているもののの軽減していて、症状に振り回されることなく対処でき、うまく病気を管理できています。

最近の診察では、

「以前は頭の中で10人以上からの自分の体のことを言って脅してくる嫌な幻聴があって大変だったが、今は3、4人の『味方だからな』と自分を励ます内容の声の幻聴になっている。小さな声で聞こえてくる程度になっている。でも、仕事に集中していると幻聴は聞こえない。仕事はうまくやれている」

と笑顔で述べています。

この症例では、初めのころは著しい幻覚妄想状態でしたので、一般入院の医療保護入院での治療を始めざるを得ませんでしたが、その後任意入院に変更し教育入院に変えることができています。患者さんは、薬物療法で病状が落ち着くとともに心理社会療法で症状への対処法を身につけられるようになって、症状が軽減しています。退院後は、ご家族にサポートされ、うまく社会資源を利用し就労できるようになっています。この治療状況の中で、入院時多剤併用療法で始まった薬物療法は、単剤療法を経て現在はデポ剤のみによる単純療法となっています。

◆教育入院の特徴

1　入院期間は原則6週間。

2　患者さんの病識の獲得、病気の理解、対処法の習得と、ご家族の治療法の理解を目的とする。

3　患者さんが自ら**クライエント・パス**で入院治療経過を評価することを治療の骨格としている。

4　**集団患者心理教育**（「統合失調症に負けないぞ教室」）と**集団家族心理教育**（「家族教室」）を柱としている。

5　SDMとピアサポートの考えが基盤となっている。

また、この症例は、

①心理社会療法によって患者さんが病気をうまく管理できるようになると、患者主体の薬物療法とすることができること
②ＳＤＭによって薬の種類や剤型を患者さんが選択できるようになると、無理なく患者さんにとっての最良の薬物療法にすることができること
③薬物療法は、心理社会療法を同時に行うことによって適正化されること

を示しています。

第5章　服薬アドヒアランスを守る

統合失調症治療薬は、病気を治してくれる薬ではなく対症療法の薬ですけれども、患者さんの症状を軽減してくれ、患者さんの回復への努力を援助してくれる薬です。統合失調症は慢性疾患ですから、患者さんは回復への努力を続けていく必要があります。そうすると、薬にも継続して助けてもらう必要がありますから、**薬を飲み続けていく**必要が生じます。これが、**服薬アドヒアランス***の基礎です。

そうして統合失調症治療薬をある期間服用することで、ドーパミン神経系の機能が修復され病状が改善したときに、もう大丈夫だろうと服薬を中止すると、統合失調症の根本的な器質的問題は不変ですので、元のドーパミン神経系の異常状態すなわち元の病状に戻ってしま

*注…アドヒアランス（adherence）とは、患者さんが病気を理解して、自ら主体的に、回復へ向けて薬を飲み続けていくという服薬態度をいう。

います。病状が改善した状態を維持するには、薬をずっと飲み続ける（デポ剤ならば使用し続ける）必要があります。そして、患者さんが主体的に薬を飲み続け、症状がなくなったように見えても、病気から回復するには、さらに薬を飲み続けることが必要です。これが本当の服薬アドヒアランスです。

服薬アドヒアランスを守っていくには、患者さんは病識を持って病気を乗り越えようと、主治医と相談しながら自分に合った種類の薬で、その時々の病状に合った薬用量を主体的に飲んでいけるようになっていることが必要です（次ページの囲み枠参照）。

もうひとつ、統合失調症などの慢性疾患では、薬を飲んでいるから調子がよいのですが、長く服薬を続けていると薬の効果に慣れてしまい効用を実感できなくなって、逆に副作用だけが目立って気になるようになりがちです。このようなとき、服薬アドヒアランスが守られなくなってしまう危険性が生じます。

統合失調症治療では、服薬中止は再発や病状悪化につながります。服薬忘れは薬を飲み忘れたそのぶんだけの病状悪化につながる不調をもたらしてしまいます。また、病状が良くなったように見えたときに一旦服薬をやめてしまう（慢性の病気ですから、あってはならないことですが）と、いざ悪化したときには、服薬の必要性を理解してスムーズに薬を飲むということができないものです。このような意味でも、服薬アドヒアランスは統合失調症治療において重要になります。

◆ **薬物療法で大切なこと**

1　服薬アドヒアランスを維持する。
2　主治医とのSDMで薬の種類・剤型・用量を決める。
3　心理社会療法の併用で適正化できる。
4　薬の量は症状への対処と病気の管理をうまくできるようになると減っていく。

以下に、症例を通して服薬アドヒアランスの統合失調症治療での重要性について説明したいと思います。

◆症例2　40代　女性　統合失調症

30歳ごろ、仕事に就いていましたが、音楽の幻聴や被害妄想が出現し発症しました。E精神科クリニックを受診し服薬したところ3、4カ月で症状が消えました。その後、調子が悪くなると短期間は薬を飲むが、調子が良くなると服薬を中止するということを繰り返していました。

私のところに来る約1年前、男女の声の幻聴や認知（注意・記憶・判断）の異常や被害妄想がひどくなりましたが、薬は飲んでいませんでした。

ある年の3月3日私が診療しているFクリニックを受診しました（当時、患者さんは以前の仕事は辞めていて主婦をしていました）。診察時、

「何かに巻き込まれてこうなっている。病気じゃない。食餌療法、栄養療法で良くしたい」

と病識はまったくなく薬物以外による治療法についてしきりに述べていました。統合失調症の病気の内容と治療法について説明し、薬物療法の重要性を強調し、非定型抗精神病薬のエビリファイ（一般名：アリピプラゾール）6㎎／日を処方し飲むよう指導しました。

翌週の3月10日の受診時には、

「副作用が気になるから、薬は全然飲んでいない。糖尿病が気になるので定期的に血液検

査をしてほしい」

と相変わらず病気を理解せず自分勝手な考えを述べていましたので、再度服薬の必要性を説明しました。

３月31日、

「なるべく自然で治したい。今の症状は低血糖症が原因なのだろう」

と統合失調症を認めず
「夫も一味だ」

との被害妄想も話していました。

４月（初診から１カ月後）21日、

「薬は全然飲んでいない。薬に抵抗がある。医食同源で、同じ考えの人と話をしていければ良くなるだろう。親と夫が薬を飲めと言う」

とイライラしながら述べていました。統合失調症を理解せず服薬がまったくできていなかったようなので、再度服薬の必要性について理解するよう指導しました。

６月（初診から３カ月後）２日、

「２回飲み忘れた。聞こえてきてつらい。覗《のぞ》かれている」

と、なんとか薬を飲み始めたようでしたが、幻聴や妄想のつらさを訴えていましたので、薬の効果が不十分であることを説明し、エビリファイ9mg／日に増量する旨、話しました。この日以降、2週間に1回の割で規則的に通院するようになりました。

6月16日に

「大分良くなった。声が減った」

と述べ、6月30日には

「聞こえる声が小さくなり少なくなった。気持ち悪いくらい静かになった。でも3回薬を飲み忘れた」

と述べるなど、薬の効果を実感する言葉が聞かれるようになりましたが、服薬忘れが依然としてみられていました。

7月（初診から4カ月後）14日（服薬安定し病状改善後1カ月時）、

「日に日に良くなっている。幻聴はほとんど聞こえなくなった。変な妄想に囚われたのがいけなかった。この2週間でも2、3回薬を飲み忘れた」

と述べ、このときも服薬忘れの話が出ていましたので、持効性注射剤（月1回の筋肉内注射で1カ月間薬物効果が持続する薬。第4章参照）のエビリファイ・デポ剤（一般名：アリピプラゾール－ＬＡＩ）を紹介し、そのメリットとデメリット（第４章の症例１参照）について説明しました。

７月28日受診時、

「声はほとんど聞こえなくなった。こころの声を聞かれていたと思っていたから、まだ不安はある。２週間で１回薬を飲み忘れた。どうしても薬の飲み忘れがあるのでデポ剤にしたい」と自らデポ剤の話を持ち出してきました。

８月（初診から５カ月後）11日、エビリファイ・デポ剤（３００㎎）の注射を実施しました。

８月25日、

「声がさらに小さくなってほとんど気にならなくなった。調子は良い。睡眠もよくなった。仕事を始めようかと夫に話をしている。自分の変化に我ながらびっくりしている。前向きになった」

と述べました。

９月（初診から６カ月後）８日、

「デポ剤になってから、薬を飲まなきゃというのがなくなったことが、一番楽になったことだ。デポ剤による副作用はない。幻聴は少しはあるが、先生から教わった対処法をして振り回されなくなっている。来週、就職面接を2つ受けることにした。無理をしないで仕事をしていける職場を選びたい」

と笑顔で話していました。この日以降、4週間に1回の割で通院するようになりました。

10月（初診から7カ月後）6日
「今月1日から、週2日でパートの仕事を始めた。幻聴は、仕事していて、しくじったときに出てくるぐらいで、本当に静かになった」

と述べました。

初診から3年後の初夏現在、月1回のエビリファイ・デポ剤（300㎎）の注射を継続しています。飲み薬は一切ありません。問題なく仕事に従事できています。最近の診察時では、

「以前の再発を繰り返していたころと比べると、今は別世界だ」

「幻聴はまったくない」

「（今回の自分の統合失調症の治療経過は）よい人生の勉強になった。仕事はうまくやれているが、先生から言われているように無理をしてはいけないので、仕事量は増やさずに、自分の体験を活かして、病気を管理し乗り越える方法を他の統合失調症患者さんに話すボラン

ティアをやってみたい。以前は、仕事をしていても上昇志向ばかりに固執していて、病気なのに責任がありストレスが高い仕事ばかりしようとしていた。だから病気の管理も仕事もずっと失敗していた。今は〝無理をしないで〟と常に自分に言い聞かせて仕事をしているので、楽にやれて病気の管理もうまくできている」

などと笑顔で楽しそうに話しています。

この症例の患者さんは、以前、長期間にわたり病識を持てず継続した服薬ができませんでした。最近は、私のところに通い、ようやく統合失調症という病気を受け入れ、なんとか薬を飲めるようになっていましたが、それでも服薬忘れが続いていました。患者さんは、

「統合失調症治療では、薬を飲み忘れたら、そのぶんだけ病気は悪くなる。病気に打ち勝つには服薬アドヒアランス（患者さんが主体的に薬を飲み続けること。症状が良くなったように見えても回復するためには、患者さん自ら薬を飲み続けること）を守っていくことが大切である」

という私の説明を十分理解し、ＳＤＭによって服薬アドヒアランスを遵守する方法としてはデポ剤という剤型が最も良いと自ら判断し、デポ剤による治療を選択しました。その結果、

この患者さんは病状が安定し無理せず仕事をすることができるようになっています。この症例から、統合失調症治療での服薬アドヒアランスの重要性がよく理解できるだろうと思います。

第6章　超職種スタッフによるSDMで治療する

統合失調症は慢性疾患です。慢性疾患であれば、身体疾患であろうと精神疾患であろうと共通で、治療目標は

「病気を抱えながらも自分らしく生きる」

ということになるだろうと思います。

さて、風邪とか虫垂炎などの身体の急性期疾患であれば、患者さんは医師の言うとおりに治療すればよく、患者さんの態度としては受け身でよいのですが、慢性疾患ではそれではうまく治療できません。慢性疾患では治療目標が「病気を抱えながらも自分らしく生きる」ようになるということであるとすれば、患者さんは常に治療の主人公、治療を進めていく主役であるべきです。

統合失調症の場合も同じです。病識の問題がかかわってきますので、病識がないか、今ま

で持っていた病識を失ってしまう急性期（それぞれ、疾患の初期時と維持期の病状増悪時）には困難を極めることもありますが、急性期であっても原則は**患者さんが主人公**となるべきです。治療は、その重要性を理解してもらえるように、時間をかけて丁寧に疾患の説明をすることから始める必要があります。第1章で紹介しましたが、「統合」、「失調」、「症」と3つに区切って説明（「こころや行動をまとめることが、今うまくいっていない状態ですが、必ず良くなれます」）してから治療を開始すると、患者さんが主人公の急性期治療ができます。入院を要するほど興奮が著しいときは、残念ながら医療スタッフの指導のもと、「患者さんが主人公」であることを忘れないようにして入院治療を始めますが、できる限り速やかに本来の「患者さんが主人公」のレールに治療が乗れるようにする必要があります。

「患者さんが主人公」の治療では、治療の形態としては**SDM**（shared decision making：**シェアード・ディシジョン・メイキング**）による治療であることが必要となります。第4章でも触れましたが、**SDMとは、患者さんが医療者と情報を共有し相談しながら治療法を決定していくこと**をいいます。患者さんは、医師に言われるままに治療を受ける（paternalism：パターナリズム、治療法の決定に関しては患者0対医師100）のではなく、医師に情報はもらうが相談することなく患者さんだけで治療法を決定していく（informed choice：インフォームド・チョイス、治療法の決定に関して患者100対医師0）のでもなく、その中間の形式がSDMです。SDMでは、どちらかと言えば、患者さんが決定権を持っていることが特徴です（治療法の決定に関しては、患者50＋α対医師50−αとなります）。

患者さんが自分らしく生きられるようになるためには、入院治療においていろいろなスタッフが患者さんのニーズに関する情報を共有してSDMで相談し超職種（これは、この章の後半で説明します）で患者さんをサポートしていくことが必要となるでしょう。

統合失調症治療では、**薬物療法**や**心理社会療法**における**治療内容選択**、**通院先の決定**、退院後の**社会資源の利用**や**福祉制度の利用**などについてSDMで相談していく必要があります（45ページの囲み枠参照）。

薬物療法では、どういう抗精神病薬を使用するか（鎮静系か非鎮静系かの別、期待する効果別、起こりうる副作用別など）や、どの剤型を使用するか（錠剤か、散剤か、液剤か、口《こう》腔内崩壊錠《くうないほうかいじょう》か、徐放錠か、舌下錠《ぜっかじょう》か、筋肉内・静脈内注射製剤か、デポ剤か：効果発現の速さや効果の持続性や服用・使用しやすさの別など）での選択がありますし、心理社会療法では、どの治療に参加するか（患者心理教育、SST〔社会生活技能訓練法〕、作業療法、など）をSDMで相談することになります。

入院中の退院直前には、退院後、自立と社会参加に向けてどのような社会資源を利用していくかも考えておく必要があります。つまり、精神科訪問看護、デイケア、作業所、就労支援センター、地域活動センター、保健所などをどう利用していけばよいかを医療スタッフと情報をもとに相談しておく必要があります。

さらに、退院後どこに通院するかも大事なことになります。入院中に築いた主治医や医療スタッフとの信頼関係を重視して、退院後も入院治療した病院で通院治療するのか、今後の長期治療を見据えて、自宅から通いやすい病院やクリニックに通院先を変更するのかをよく考える必要があります。

統合失調症は慢性疾患ですので、治療が長期間続きます。したがって、患者さんは、福祉制度をうまく利用していくことが極めて大切で、自立支援医療制度、精神障害者保健福祉手帳、障害年金などについて医療・行政・福祉スタッフから情報を得て相談して適切に利用できるようにしておくとよいでしょう。

入院治療中、患者さんはストレスの少ない言わば保護環境で生活していたといえますので、退院後は再び入院前のストレスの多い環境に戻ることになるでしょう。ですから、患者さんが、退院後に相談でき援助してもらえる治療とケアのネットワークを退院前に準備しておけるとよいでしょう。このこともＳＤＭ治療では重要なことになりますし、コンステレーション（第3章を参照）を考えることにもなります。

症例を通してＳＤＭによる医療について考えたいと思います。

◆症例3　60代　男性　統合失調症

大学卒業後、就職。30歳ごろ、幻聴・被毒妄想・昏迷で発症しG病院に入院となりました。退院後は、次第に仕事ができなくなり、妄想で大事な情報が載っているとしてゴミを捨てられなくなりました。そして、そのゴミを保管するためにいくつもの倉庫を借りなければならなくなったりしたため、40歳ごろ、H病院に2度目の入院をしました。1カ月の入院治療で退院した後、しばらくは通院していましたが、病識がないため中断してしまいました。60歳の定年になるまで妄想がありつづけましたが、なんとか仕事は辞めずにいました。退職後のある年の秋、経済的に生活がうまくできなくなったため、実家に戻り母との二人暮らしとなりました。しばらくして、幻聴・被害妄想が著しくなり、大声を出すなど不穏になったことから、ご家族に連れられ同年11月14日私のD病院を受診しました。本人が入院を拒否したため医療保護入院となりましたが、入院後本人に説明したところ、なんとかわかってくれましたので教育入院で治療をしていくことにしました。

薬物療法は、エビリファイ12㎎／日の単剤療法で開始しました。その後、病状が安定してきたため1日の薬用量は9㎎へ、また6㎎へと漸減することができました。

クライエント・パスを使用して、教育入院での心理社会療法としては、患者さんは患者心理教育に、ご家族は家族心理教育に参加しました。その結果、患者さんは病識を持てるようになり、服薬を続けることの重要性を理解することができるようになりました。

入院2カ月後の翌年1月9日、教育入院プログラムが終了しましたが、本人の同意のもと再入院防止・社会復帰プログラム（退院前に、患者さんから表出される退院後の不安・心配・希望に対し、患者さんがスタッフと一緒に話し合って対策を立て準備し訓練していく治療プログラム。日常生活、治療、服薬、栄養と運動、社会資源の5つの項目ごとに、「いつ、誰と、何を、どのようにするか」を決定し、情報を集めたり準備をしたり訓練したりしながら進めていく）に移行することになりました。2月（教育入院プログラム終了から1カ月後）12日を退院予定日とし、1カ月間にわたりプログラム内容をSDMによって決定し、多職種スタッフが超職種的に患者さんに関わり実施していくことになりました。患者さんは、退院後、新しいアパートで一人暮らしをしながら私の所に通院することを決めましたので、以下のような項目を再入院防止・社会復帰プログラムで多職種のスタッフと相談・準備・訓練していくことにしました。

（注　以下、ＰＳＷは精神保健福祉士、ＯＴＲは作業療法士）

［再入院防止・社会復帰プログラムの項目］

１　アパート探し（実家には戻らない）：（担当スタッフはＰＳＷ）。

理由：退院までにスタッフと一緒に通院に適した場所のアパートを探すため。

計画：ＰＳＷと不動産屋に行き探す。

２　倉庫の整理・解約：（担当スタッフはＰＳＷ）

理由：倉庫が経済的不安のもとになっていたため。

計画：ＰＳＷと倉庫のあるＩ市に行き、倉庫を見て倉庫内をどう整理するか一緒に相談する。

３　経済的基盤の調整：（担当スタッフはＰＳＷ）

理由：年金を受給しつつ計画的消費をしていくため。

計画：毎月の収入と支出についてＰＳＷと一緒に考える。

4　薬物療法の理解：（担当スタッフは医師、薬剤師）
理由：患者心理教育で習った薬物療法の復習をするため。
計画：主治医と薬剤師に飲んでいる薬の説明を受ける。

5　デイケア・訪問看護の準備：（担当スタッフはＰＳＷ、看護師）
理由：退院後の治療継続の不安から、日常生活のリズムを作り、孤独を避け相談相手を持つことが必要と話し合ったため。
計画：①デイケアのスタッフと相談する――デイケアへの体験（試行）参加をいつにするか。
②いつ訪問看護ステーションのスタッフと顔合わせをするか。

6　通院方法のチェック：（担当スタッフはＰＳＷ、看護師）
理由：新しい住所地からの通院手段を具体的に知り、通院練習をするため。
計画：アパートが決まった後、ＰＳＷと看護師と一緒に3人で実際にアパートに行き、アパートの最寄りのバスの停留所を調べ、そこから病院までバスに乗って帰ってくる練習をする。

7　メガネの作製：（担当スタッフはＰＳＷ、看護師）

理由：使用しているメガネのつるが折損し、ビニールテープで補強していた。新しいメガネが欲しいとの希望があったため。

計画：退院までに、ＰＳＷと看護師と一緒に３人でメガネ屋に行き、つるを換えてくる。

8

栄養知識を身につけ料理教室に参加：（担当スタッフは栄養士、ＯＴＲ）

理由：アパートでの一人暮らしに備え、自分でできそうな栄養バランスのとれた食事作りの練習をしたいとの希望があったため。

計画：①栄養指導を栄養士にしてもらう。

②個人ＯＴ（作業療法）である料理教室に毎週参加する。

プログラム終了後、予定通り２月13日に退院となりました。退院後は、初診から３年後の現在まできちっと通院し服薬も継続できており、看護師・薬剤師による訪問看護も２年以上継続して受けていています。そして、リカバリー・パス[*]を利用しスタッフとも相談できていました。社会資源の利用や社会復帰の方法ということでは、デイケアを利用した後、アルバイトた。

＊注…リカバリー・パスとは、患者さん自身による退院後１年間の通院治療経過評価用コミュニケーション・ツール。『統合失調症からの回復を願う家族の10の鉄則』（渡部和成著、星和書店）に掲載されている。

の仕事をするようになっています。薬物療法については、最近、幻聴や被害妄想の訴えが目立つようになったことがあり、エビリファイ15mg／日となっていて、退院時と比べ薬用量は増量となっています。しかし、患者さんはしっかり薬を飲み、幻聴や被害妄想の訴えもなくなり病状は安定しています。

この症例は、入院治療をしている統合失調症患者さんは、退院前にＳＤＭの下、退院後に備えて不安や心配を解消できるように多職種によるサポートを受けられると、退院後スムーズに日常生活と通院治療をスタートでき、多職種のサポートチームに支えられて社会参加もできるようになれることを示しています。

ＳＤＭによる治療は、超職種スタッフによる医療が基盤にあるとうまくいきます。精神科の治療は、多職種のスタッフで行うのが一般的です。多職種には、医師、看護師、薬剤師、心理士、精神保健福祉士、作業療法士などの職種がありますが、スタッフ間のコミュニケーションを密に行いながら医療を行っていくことが大切です。そのためには、**超職種医療**が有効です。超職種医療とは、各スタッフが**多職種スタッフの一員のスペシャリスト**（specialist）として患者さんの治療に参加しつつ、治療の場である多職種カンファレンスで**患者さんの治**

療目標を共有した治療チームのメンバー（general member）として患者さんのニーズに応えるため自身の専門領域を超えて意見を述べ、その**ニーズに関する専門スタッフと協働して医療を実施していく**ことだと考えるとよいでしょう。入院患者さんは、入院治療中から退院後に備えて多職種スタッフと相談しつつ、ＳＤＭと超職種医療で対策を立て必要な準備と訓練ができると、患者さんは退院後にたとえ入院前と同じストレスの高い環境に戻ったとしても、安心した日常生活と通院治療ができるようになるでしょう。

第7章　ジョン・ナッシュさんのように生きる

最近、映画『ビューティフル・マインド』（原題：*A Beautiful Mind*, 2001年アメリカ映画。アカデミー賞作品賞などを受賞。2002年日本公開）を公開当時に見て以来16年ぶりに再び見ることができました。ひとりの人間がこころを病み、苦悩した末に、本人の努力と家族や友人の支援が実って、素晴らしいこころを取り戻す物語ですが、そのプロセスが生き生きと表現されているのを再確認し感動できました。

この映画は、世界で最も回復した統合失調症患者であるといわれているジョン・ナッシュさん（John Forbes Nash, Jr. 1928年生まれ～2015年没、アメリカ人。1958年ごろ、統合失調症を発症し、1980年代に回復したといわれている。2015年妻と共に交通事故で亡くなっている）が主人公の映画です。ジョン・ナッシュさんは、ゲーム理論の経済学への応用という研究で1994年のノーベル経済学賞を受賞した数学者です。

ジョン・ナッシュさんは、統合失調症を発症し薬物による治療を始めたころの若いときには、病識がなく統合失調症の症状に振り回されていましたが、薬を飲むとボーッとして（おそらく当時使用していたであろう定型抗精神病薬による副作用の鎮静がかかっていたのだろうと思います）自分が大事にしている数学ができなくなると言い、服薬を嫌がっていたようです。その結果、ひどい幻覚妄想状態になるような再発での入退院を繰り返すこと（約10年にわたって8回入院しています。回転ドア現象といわれる状況です）になってしまっていました。このような状況は、ジョン・ナッシュさん本人は当然つらくて大変だったのでしょうけれども、幻覚妄想に振り回されて行動してしまうジョン・ナッシュさんを、なんとか治療を受けさせながらサポートしていこうとしていたご家族も苦しんでいました。

ジョン・ナッシュさんが、いわゆる拒薬状態に陥ってしまったことは、どう理解すべきでしょうか。ひとつの要因として、副作用の少ない良い薬が当時にはなく、薬を飲むと人間の尊厳を損なわれると感じてしまうほど、かなりQOLが低下するということがあって飲みにくかったのであろうことや、薬以外の良い治療方法（現在行われる心理社会療法など）がなく適切な入院治療が十分できていなかったであろうことが影響したと推測されます。もうひとつの要因は、ジョン・ナッシュさんが大学の数学の先生であったので数学を大事にしたい気持ちが強かったということがあるでしょう。人が生きるとは、個性を大事に、自分を大事に生きるということだろうと思いますので、ジョン・ナッシュさんが自分の全エネルギーを注ぎ込んできた数学を大事にしたかった気持ちは十分理解できます。

しかし、ジョン・ナッシュさんは、統合失調症に負けず、幻聴を無視することを徹底していくことができるようになり、晩年統合失調症を克服できるまでになりました。そうしてなんとか病状が落ち着いてきたことから、大学の教員を続けることができましたし、ノーベル経済学賞の授賞式にも出席することができました。

その授賞式で、ジョン・ナッシュさんは、要約すると

「自然や社会の現象を理解するには数式が最も重要だと思い、その数式の中に真の解を求めてきたが、実はそうではなく愛の方程式にこそ真の解があり、その解は妻である」

という内容のスピーチをして、式に参列していた妻に向けて感謝を述べていました。これは、ジョン・ナッシュさんは、薬を飲んだら数学ができないことと薬を飲んだら家族が安心することの間の葛藤で、一人でもがきつづけていたら、統合失調症からの回復は実現できなかったであろうが、自分を理解しサポートしてくれる家族がいたからこそ回復できたということを実感しての表現だったのだろうと思います。

統合失調症の患者さんは、ジョン・ナッシュさんのように**病気を理解し支えてくれるご家族との二人三脚で回復へ向かって頑張っていく**と、うまく自分らしく生きられるようになれるのだろうと思います。

映画では、ジョン・ナッシュさんがノーベル経済学賞授賞式で会場を出ていくときに、幻覚があるなか、それに惑わされず現実世界の存在としての自己を維持しようと自分を律している姿が描かれていました。実際、最晩年ジョン・ナッシュさんは講演中に

「自分は今でも幻覚や妄想がある」

と言っていたようです。当時、ジョン・ナッシュさんは、統合失調症の症状はなくなってはいないけれども、症状にうまく対処し病気を管理できていて、自分の人生を大事に生活できていたということでしょう。これは、統合失調症の患者さんが治療により到達するとよい究極の姿であるといえるでしょう。

私は、講演や家族教室や家族会で統合失調症治療の話をするとき、よくジョン・ナッシュさんの話をします。統合失調症治療での大事な考え方として、

「症状をなくそうとするのではなく、症状があっても振り回されなければ大丈夫だ。症状はなくならないものだ。症状への対処がうまくできるようになることが大切だ」

ということを理解してもらえるように話しています。統合失調症の患者さんには、うまく病気を管理し自分らしく生きていたジョン・ナッシュさんのように生きることが、自分の人生を守ることにつながることであり、統合失調症の治療目標であるということをぜひ理解していただきたいと思って説明しています。

さて、現代は、ジョン・ナッシュさんが入院治療を受けていたころとは異なり、副作用が少なく効果の幅も広い良い薬である非定型抗精神病薬がありますし、薬以外の良い治療方法である心理社会療法も受けることができます。今、治療を受けようとする統合失調症の患者さんは、しっかり良い薬を服用し薬以外の良い治療もしっかり受けて、ジョン・ナッシュさんのように個性を大事にした人生を送れるようになろうとすべきでしょう。統合失調症患者さんには、「統合失調症を生きる」のではなく、より明確に「**統合失調症を管理して自分の個性を大事にした人生をしっかり生きる**」、すなわち、「**病から脳とこころを解き放って生きる**」ことが大切であることをしっかりこころに刻んでいただきたいと思います。

◆ジョン・ナッシュさんの思いと治療へのヒント

ジョン・ナッシュさんの思い

自然や社会の現象を理解するには数式が最も重要だと思い、その数式の中に真の解を求めてきたが、実はそうではなく愛の方程式にこそ真の解があり、その解は妻である。

治療へのヒント

①症状をなくそうとするのではなく、症状があっても振り回されなければ大丈夫だ。症状はなくならないものだ。症状への対処がうまくできるようになることが大切だ。

②病気を理解し支えてくれる家族との二人三脚で、回復へ向けて頑張っていこう。

第8章　病から脳とこころを解き放つ

私は、統合失調症の患者さんやご家族を主な対象として、病気を正しく知り、最も適切な治療法を理解し、統合失調症という病気をうまく乗り越えられるようになってほしいという思いを込めて、これまでに多くの著書を出版してきました。それらの著書のタイトルに「統合失調症を生きる」や「統合失調症から回復する」という言葉を使用したことがあります。これらの言葉は、いずれも統合失調症を治療する患者さんとそのご家族にとって大事な言葉のひとつだと思っています。

しかし、「統合失調症を生きる」という言葉からは、どうしても「逃れられない統合失調症という巨大な暗雲に覆われて制限された世界の中で頑張って生きている」というニュアンスが感じられ、すでに統合失調症に負けてしまっているような雰囲気があり、気持ちが晴れない気がします。ですから、私のある著書のタイトルを『統合失調症をライトに生きる』

（2007年発行）としています。患者さんは統合失調症であっても、へこたれることなく頭を抱え込むことなく〝軽やかに〟生きられるようになれるとよいでしょうという思いから、〝ライトに〟（軽やかにという意味です）という言葉を使っています。さて、〝ライトに〟生きるためは、前提として必要なことがあります。それは、患者さんは統合失調症であるという病識を持っていて病気に振り回されることはなく、個性を活かして今をしっかり生きようという態度です。ここが大事なポイントです。

また、「統合失調症から回復する」という言葉には「統合失調症という病気からすっかり良くなる」というニュアンスが強く感じられます。〝回復〟という言葉には、「よく頑張った。ここまで来たからもう大丈夫だ。病気は良くなった。これからの人生は保証される」というような響きが感じられます。回復というのは、統合失調症の治療では大事な言葉なのに、これでは適切な言葉ではないように思えてくるのは残念です（ちなみに、私の著書では、回復とは、「病状の波はあっても、患者さんが周囲のいろいろな人に継続して相談できていること」をいう、としています）。そのような響きの回復の捉え方になってしまうと、現実的には統合失調症はどんなに治療をしても病状の波が続くと考えたほうがよいのに、患者さんは「その（〝回復〟し安定した）状態がずっと続く」と誤解したり、逆に「そんな（〝回復〟

という言葉で表される完璧な）状態にはなれそうもないと諦めたり」してしまいかねないのではないでしょうか。また、日々の臨床で、統合失調症患者さんの様子を見聞きしていることから考えると、〝回復〟という言葉が示すところは、切り取られたある時間の横断面での静止的な現象でしかなく、生きている時間の流れからなる動的な現象を表していないと思えてなりません。統合失調症という病気から回復することをあまりにも単純に考え過ぎているように思えてなりません。〝回復〟という言葉から浮かんでくるイメージは、患者さんが治療目標としたい姿ではないように思えます。

さらに、「統合失調症を生きる」や「統合失調症から回復する」という２つの言葉は、統合失調症治療を受けている患者さんが目標としてしっかり生きていこうとするには、具体性に欠け大まかすぎるようにも思えます。

ここで、私は、**統合失調症治療の目標**は、

「統合失調症という病気の虜になってしまっている『健全な判断力と実行力を持った〝脳〟と自分らしく生きようとする〝こころ〟』を統合失調症という鎖から解放することであり、統合失調症に影響されず、あるいは影響される時間を限りなく減らして、個性のあふれた社会生活を送れるようになること」

であると具体的な表現で定義したいと思います。そのように考える理由を以下に詳しく説明しましょう。

統合失調症という鎖で縛られているため、本来のようには機能しなくなってしまっている脳とこころを、どうすれば鎖から解放できるのでしょうか。

この鎖を簡単に断ち切る魔法はありません。また、薬を飲んでいればなんとか鎖から解放されるということもないでしょう。とすると、この**鎖を断ち切る方法**はこうなります。それは、

「薬の助けは必要だが、レジリエンスを大事にして、症状への対処法と病気の管理法を知り身につけ、その技術を実行しつづけること」

です。

さて、レジリエンスは自然治癒力ですから、かなりの脳機能障害があったとしても、極端なことを言えば、基本的な脳機能さえあれば保たれるものだろうと考えられます。健全な脳部分が司っている、どんなことがあっても生きようという精神、すなわちレジリエンスを常に意識し向上させることが、脳とこころを統合失調症という鎖から解放させることで基本的に必要なこととなるだろうと考えられます。

また、症状として目立つものは、幻聴や妄想などの陽性症状ですが、統合失調症の症状を一言で言うとなると、それはいろいろな症状の集積として発現してくるであろう「社会性の低下」となります。すると、統合失調症という病気を良くするとは、社会性の回復を図ることであるといえますし、社会性の回復には、社会性の機能的基礎となっていて、人が生活するのに必要な精神機能である**認知機能（外界を正しく認識し正しく実行するための機能）の改善**が必要となるでしょう。

ところで最近、認知機能障害が統合失調症の基本症状であるといわれるようになっています。統合失調症の患者さんは、陽性症状が強いが陰性症状はない人や陰性症状が強いが陽性症状ははっきりしない人などさまざまですが、認知機能障害はほとんどの患者さんに共通してみられるといわれています（85％の統合失調症患者さんにみられます）。統合失調症の患者さんの認知機能障害については、具体的に言うと、言語学習、運動速度、実行機能、覚醒度、言語流暢性という認知機能が重度に低下していて、作動記憶、再生記憶などの認知機能が中等度に低下しているといわれています。統合失調症患者さんは、このような認知機能が低下していることから、社会生活も円滑に行うことができなくなっていると考えられます。

ですから、統合失調症治療では、認知機能を改善させられる治療をすることも重要となるでしょう。認知機能が改善すれば、統合失調症から健全な判断力と実行力を持った脳、ひいては自分らしく生きようとするこころを取り戻すことができるだろうと思います。

◆統合失調症を治すということ

・統合失調症という病気の虜になってしまっている「健全な判断力と実行力を持った〝脳〟と自分らしく生きようとする〝こころ〟」を統合失調症という鎖から解放する。

・統合失調症という鎖を断ち切るには、薬の助けは必要だが、レジリエンスを大事にして、症状への対処法と病気の管理法を知り身につけ、その技術を実行しつづけることが最も大切である。

・認知機能が改善すれば、健全な判断力と実行力を持った脳、ひいては自分らしく生きようとするこころを統合失調症から取り戻すことができる。

私の研究から、心理社会療法（教育入院プログラムでの患者心理教育など）には認知機能改善効果があり、いくつかの非定型抗精神病薬にはそれぞれに特徴的な認知機能改善効果があることがわかっています。具体的に紹介しましょう。

２０１７年と２０１８年に学会発表したデータによると、私の病院で教育入院した統合失調症患者さんでは、患者心理教育などによる心理社会療法プログラムは、統合失調症認知機能簡易評価尺度日本語版（ＢＡＣＳ－Ｊ）で評価できる６つの認知機能（①言語記憶と学習、②作動記憶、③運動機能、④言語流暢性、⑤注意と情報処理速度、⑥遂行機能）のうち、言語記憶と学習、作動記憶、運動機能、注意と情報処理速度の４つの認知機能を中心に改善することができ、非定型抗精神病薬による薬物療法では、どの薬も認知機能を改善させることはできますが、それぞれの薬には共通効果（心理社会療法の認知機能改善効果を助ける）と特有な効果があるようです。薬の名前を具体的に挙げ、現在までにわかっているなかでの話だと断ったうえで紹介しますと、エビリファイ（一般名：アリピプラゾール）は言語記憶と学習を、ロナセン（一般名：ブロナンセリン）は言語流暢性を、インヴェガ（一般名：パリペリドン）は遂行機能を特徴的に改善できるといえるようです。ここのところは、今後のさらなる研究成果が期待される分野です。

以上から、統合失調症治療で心理社会療法と薬物療法を併用することにより、統合失調症患者さんは、健全な判断力と実行力のもとになる認知機能を改善できるようになるといえるでしょう。

本書の「はじめに」に記した

「真に患者さんのためになる統合失調症治療とは、いったいどういうものだろうか」

と

「統合失調症の患者さんは、ひとりの尊厳ある人間としての一生を送るためには、どう統合失調症に向き合い、どう生きていけばよいのだろうか」

という2つの問いに対する答えは、次のようになるでしょう。

患者さんに、統合失調症はジョン・ナッシュさんのように良くなるという希望を持ちつづけてもらって、心理社会療法により症状への対処法（二段階法）と病気の管理法（生活リズムを作る、無理をしない、焦らないなど）を知り身につけレジリエンスの向上を図り、心理社会療法と薬物療法により認知機能を改善させる治療が、統合失調症という病気から「健全な判断力と実行力を持った〝脳〟と自分らしく生きようとする〝こころ〟を解放する」ための治療であり、患者さんのための真の統合失調症治療である

といえるでしょう。これが答えです。

すると、患者さんは、病気を理解し日々の行動上の限界設定をわきまえて無理をしないようにしながらも、病気を意識しすぎて過度に抑制的になるのではなく、病から脳とこころを解き放ち個性を発揮できる方法と進む道を選んで、主体的に社会に参加していこうとすることが大切だということになります。

第9章　真の統合失調症治療とは

統合失調症という病気から健全な判断力と実行力を持った〝脳〟と自分らしく生きようとする〝こころ〟を解放しようとする患者さんの努力に応えていくためには、医療者側は、〝真の〟統合失調症治療を患者さんに提供する必要があります。私の病院で行っている〝真の〟統合失調症治療の医療を紹介したいと思います。

私は、

患者の「いま生きる」を応援する医療

を病院の方針として打ち出しています（83ページの囲み枠参照）。患者さんは、落ち着いて治療を受けている状態であればもちろんのこと、入院の急性期で興奮状態にあっても通院の慢性期で引きこもり気味になっていても、見えている現象（病像）は違いますが、皆その瞬間瞬間を一生懸命生きようとしていることは間違いないだろうと思います。その瞬間の患者さんが主体的により良く生きようとしている姿勢を理解し、きめ細かく援助していく医療を行っていくことが、「患者の『いま生きる』を応援する医療」が目指すものです。

この「患者の『いま生きる』を応援する医療」は、①急性期からの人間的治療、②患者自身が評価するパスによる入院治療、③患者の視点での超職種によるチーム医療、④再入院防止・社会復帰プログラムよる医療、⑤社会復帰に向け、患者に伴走し社会を巻き込んで行う医療、⑥家族を治療メンバーとする医療、の6つからなります。これらの6つの取り組みにより、統合失調症患者さんの人間としての尊厳と人権を尊重し、患者さんの人生に敬意を払って患者さんに関わっています。そして、入院時から退院後まで、私は患者さん主体の治療を実施しつつ、社会の理解と協力を得ながら患者さんの社会復帰までをサポートしていく超職種医療を推進しています。これが真の精神医療であり、「真の統合失調症治療」だと思います。以下に、①から⑥について、項目ごとに詳しく説明します（私は、この医療システムを「長岡モデル」と命名しています）。

◆患者の「いま生きる」を応援する医療（長岡モデル）の構成要素

1　急性期からの人間的治療
2　患者自身が評価するパスによる入院治療
3　患者の視点での超職種によるチーム医療
4　再入院防止・社会復帰プログラムよる医療
5　社会復帰に向け、患者に伴走し社会を巻き込んで行う医療
6　家族を治療メンバーとする医療

1　急性期からの人間的治療

急性期（病気の初期、病状増悪時）の病状での入院時に、患者さんが興奮したり混乱したりする状態にあったとしても、医療者は目の前の不穏状態の終息にのみ治療の力点を置くのではなく、退院後に社会復帰する患者さんの姿をイメージして、患者さんの尊厳と人権を尊重します。そして、医師、看護師、作業療法士、精神保健福祉士などの多職種で人間的に関

わりながら入院治療を開始し、患者さんが主体で患者さんが医療の中心にいる医療を行っていきます。具体的には、患者さんが入院治療経過を自己評価するクライエント・パスや「あなたの治療パスⅠ」（次項目参照）を入院後できる限り速やかにスタートさせています。

2 患者自身が評価するパスによる入院治療

患者さんが主体の入院治療の骨格として、教育入院（6週間の入院：集団患者・家族心理教育を統合失調症治療の柱とする。第4章参照）ではクライエント・パスを用い、一般入院（3カ月以内の入院）では「あなたの治療パスⅠ」を用いています。どちらのパスも、医療者が評価する一般的なパスとは180度異なり、患者さん自身が入院治療経過を評価していくものです。患者さんは多職種の担当スタッフと一緒に評価します。その際スタッフの意見を参考にはしますが、患者さんの評価を優先します。

また、これらのパスは、評価ツールですけれども、患者さんとスタッフのコミュニケーション・ツールとしての役割のほうが重要であるとしています。患者さんと担当スタッフが馴染みの関係になり、患者さんが症状、日常生活、治療状況などについて自ら評価するだけでなく、その時々の素直な気持ちを表現し担当スタッフにいろいろな相談ができるようになることを重視しています。このパスでの相談が、再入院防止・社会復帰プログラムでの相談内容に反映し、退院後の患者さんの安心した生活と継続通院治療につながります。

3　患者の視点での超職種によるチーム医療

上述のパスを用いた医療では、多職種スタッフが参加するパス評価やカンファレンスがチーム医療における治療の「場」となります。その治療の「場」において、多職種のスタッフは、各々患者さんのニーズに沿った意見を出し合いますが、もし今話し合おうとするテーマが自分の職域を超えたものであったとしても積極的に意見を述べ、そのテーマに関する専門家であるスタッフと協働して患者さんのニーズに応えるべく治療を進めていきます。

精神科では、多職種スタッフによるチーム医療は当然だろうと思いますが、単なる多職種ではなく超職種になって初めて、患者さんのニーズに合った総合的支援ができるのだろうと思います。私の病院では多職種が参加する「患者自身が評価するパスによる入院治療」や「再入院防止・社会復帰プログラムよる医療」を実施することで、必然的に超職種によるチーム医療を行えるようになっています。

④ 再入院防止・社会復帰プログラムよる医療

患者さんの入院治療が進み、退院の時期が予定できるような状況になった時点から多職種スタッフが参加するSDMによって、患者さんが主体の再入院防止・社会復帰プログラムを開始します。この時点は、教育入院ではおおよそ退院の2週間前で、一般入院ではおおよそ退院の4週間前です。患者さんは退院したら、大抵は入院前のストレスの高い環境に戻ることになります。

患者さんが退院後も落ち着いて日常生活を送り、通院治療を継続できるようになるには、退院前に患者さんは多職種スタッフに十分に相談に乗ってもらっておく必要があります。再入院防止・社会復帰プログラムでは、主体は患者さんですから、患者さんから素直に退院後の不安・心配や希望を表出してもらって、患者さんがその対策を担当スタッフと考え、2～4週間かけてスタッフと一緒に準備し訓練していきます。

このとき、患者さんには退院後は、孤立しないように、生活リズムを作るように、日課を作るようにすることが大事で、そのためには社会資源をうまく利用することが大切であると特に説明しています。

個々の患者さんが取り組んでいるプログラム内容と進行状況については、私が主宰し多職種スタッフが参加する再入院防止・社会復帰プログラム委員会（週1回開催）で検討し、必要と判断した追加テーマがあれば患者さんの担当スタッフに助言するようにしています。

第6章の症例の患者さんは、再入院防止・社会復帰プログラムを利用して、社会参加し再入院を防止できている好例だといえます。

5 社会復帰に向け、患者に伴走し社会を巻き込んで行う医療

統合失調症治療の目標は自立と社会参加ですから、患者さんがうまく社会資源を利用して社会参加していけるように、あるいは、仕事に就けるように病院として援助しサポートしていく必要があると、私は考えています。

入院治療が終わった後も、多職種スタッフで患者さんに伴走して回復に向けてサポートしていくシステムを作っています。病院には社会復帰・就労支援委員会があり、そこには私以外に、病院スタッフである社会復帰・就労支援室とデイケアのスタッフだけではなく、病院外の医療・福祉施設である作業所、就労支援施設のスタッフや行政のハローワークの職員も参加してくれています。

この委員会では、言わば社会を巻き込んでの超職種で、患者さんの社会復帰について検討しています。今は、30人ほどの患者さんが社会復帰・就労支援室を利用し、回復への道をスタッフと相談しています。第4章の症例の患者さんは、社会復帰・就労支援委員会が関与し就労できた好例だといえます。

6 家族を治療メンバーとする医療

統合失調症治療は、急性期から慢性期を通じ、薬物療法と患者心理教育と家族心理教育の3つを併用して実施していくことで、治療効果が上がることがわかっています。私は、17年間にわたり家族心理教育である家族教室と家族会（みすみ会）を実施しています。

慢性の身体疾患でも精神疾患でも、患者さんに対する**ご家族の感情表出**（Expressed Emotion：**EE**）が小さい（**lowEE**）ほど、患者さんは元気になって頑張っていけることがわかっています。私の研究で、この家族心理教育は、統合失調症患者をもつご家族のEEを低下させることがわかっています。ご家族がlowEEになると、患者さんは安心しストレスを小さくすることができ、支えてくれ信頼しうるご家族に相談できるようになります。そうすると、患者さんはレジリエンスを高めて、病からの回復に向け頑張っていけます。

家庭は患者さんの心の環境といえ、lowEE家族であることは、患者さんのストレス・コントロール、ひいては統合失調症という病気の管理には最も重要な要素のひとつとなります。このことから明らかなように、患者さんが回復を目指した統合失調症治療をうまく続けていくためには、ご家族を入院治療でも通院治療でも治療スタッフの一員とする医療を展開していくことが必要となります。

ここで、**lowEE家族**について説明したいと思います。LowEE家族は、次の５つの条件を満たす必要があります。

① **患者さんを批判しない**
② **患者さんに敵意を持たない**
③ **患者さんに感情的に巻き込まれすぎない**
④ **患者さんを褒める**
⑤ **温かな雰囲気の家庭を保つ**

の５つです。この条件の①と②からは、ご家族は、**患者さんを突き放さない**となりますし、③では、**患者さんにべったりにならない**となりますので、ご家族はいつも**一定の距離から患者さんを支えていく**ことが必要となります。これが「**愛の距離**」となります（第３章参照）。

ご家族は、「愛の距離」を維持して患者さんをサポートしつづけるとよいでしょう。しかし、この距離は長く続く治療状況などの中で変わります。つまり、急性期では短い（近い）ですし、回復を目指すようになれば長く（遠く）なっていきます。

ご家族は患者さんの統合失調症発症には責任はありませんが、患者さんの予後、とりわけ統合失調症に打ち勝てるようになれるかどうかには大きな影響を及ぼします。ご家族は、患者さんが焦らないように、頑張りすぎないように、前進ばかりでなく休んだり戻ったりしながら進めるように、助言できる態度も必要です。

第4章の症例の患者さんは、ご家族が家族心理教育に参加したことでうまく患者さんの社会参加をサポートできるようになった好例だといえます。

以上、説明しましたように、病から脳とこころを解き放とうとする患者さんの力を高めるさまざまな真の統合失調症治療を提供していこうとすることが、医療者にとって大事なことだろうと思います。

このような治療を受けると、患者さんは統合失調症を乗り越えようと頑張っていけると思います。

参考文献

渡部和成：Risperidone液剤治療が功を奏した統合失調症の急性期拒薬例．臨床精神薬理 ７：75-79、２００４．

渡部和成：患者・家族心理教育は統合失調症の長期予後を良好にする Ⅰ．ビデオを利用した認知集団精神療法の統合失調症治療における効果．臨床精神薬理 ７：１３４１-１３５３、２００４．

渡部和成：患者・家族心理教育は統合失調症の長期予後を良好にする Ⅱ．家族心理教育の統合失調症治療における効果．臨床精神薬理 ７：１３５５-１３６５、２００４．

渡部和成：患者・家族心理教育は統合失調症の長期予後を良好にする Ⅲ．Risperidoneは患者心理教育の効果を増強する．臨床精神薬理 ７：１３６７-１３７７、２００４．

渡部和成：薬物療法と患者・家族心理教育からなる統合的治療が功を奏した統合失調症の一例．精神科治療学 20：１７５-１８２、２００５．

渡部和成：患者と家族に対する心理教育への継続参加が再入院防止に役立っている外来慢性期統合失調症の一症例．精神科治療学 20：６１３-６１８、２００５．

渡部和成：家族教室後のExpressed Emotion値に影響する因子と教室参加家族における患者の予後について．精神科治療学 20：１１５１-１１５６、２００５．

渡部和成：Risperidone内用液により水中毒防止の行動制限を要しなくなった慢性統合失調症の多飲症例．臨床精神薬理 ８：１０３-１０９、２００５．

渡部和成：Risperidone内用液の短期高用量増強療法が功を奏した著しい興奮を呈し処方変更を拒否する統合失調症の難治入院症例．臨床精神薬理 8：441-448、2005．
渡部和成：Risperidoneまたはhaloperidolで治療した統合失調症患者における退院後15カ月間の外来薬物療法の変化 臨床精神薬理 8：1425-1434、2005．
渡部和成：Risperidone内用液と患者心理教育による急性期治療が奏効した統合失調症の重症入院症例．臨床精神薬理 8：1569-1573、2005．
渡部和成：Olanzapine口腔内崩壊錠が奏効した慢性統合失調症の治療拒否例．臨床精神薬理 8：1617-1621、2005．
渡部和成：医療現場において統合失調症の薬物療法を考えるとき．メディカル、コメディカルの協力関係のありかた．臨床精神薬理 8：1921-1928、2005．
渡部和成：新しい統合失調症治療―患者と家族が主体のこころの医療．アルタ出版、東京、2006．
渡部和成：Olanzapine口腔内崩壊錠が奏効した慢性統合失調症に末期大腸がんを合併し拒食・拒薬する1症例．臨床精神薬理 9：683-687、2006．
渡部和成：統合失調症をライトに生きる―精神科医からのメッセージ．永井書店、大阪、2007．
渡部和成：急性期統合失調症におけるolanzapine口腔内崩壊錠またはrisperidone内用液単剤による入院治療経過の特徴．臨床精神薬理 10：995-1002、2007．
渡部和成：初発および再発統合失調症の急性期入院症例におけるクライエント・パス（患者による治療経過評価）を利用した治療経過の特徴．精神医学 49：161-169、2007．
渡部和成：統合失調症入院患者の家族の心理教育への参加態度と退院後2年非再入院率との関係．精神医学 49：959-965、2007．
渡部和成：統合失調症における退院後3年通院率にみる患者・家族心理教育の効果．臨床精神医学 37：69-74、2008．
渡部和成：Olanzapineあるいはrisperidone単剤で入院治療を行った統合失調症患者の退院後の非再入院率と通院単剤治療継続率の検討．臨床精神薬理 11：1505-1514、2008．
渡部和成：統合失調症家族のEE（感情表出）と家族心理教育の効果との関係．精神神経学雑誌 2008特別号、S364．
渡部和成：統合失調症から回復するコツ―何を心がけるべきか．星和書店、東京、2009．
渡部和成：統合失調症入院治療における患者心理教育の効果と抗精神病薬処方の関係．臨床精神薬理 12：1817-1823、2009．
渡部和成：病識のない慢性統合失調症通院患者に対する短期教育入院の試み．精神科治療学 24：133-137、2009．
渡部和成：統合失調症患者と家族への心理教育は5年非再入院率を高める．精神神経学雑誌 2009特別号、S499．
渡部和成：統合失調症治療における「ビデオ利用型認知集団精神療法」の治療的意義．精神神経学雑誌 2009特別号、S499．
渡部和成：統合失調症に負けない家族のコツ―読む家族教室．星和書店、東京、2010．
渡部和成：図解決定版　統合失調症を乗りこえる！正しい知識と最新治療．日東書院本社、東京、2010．

渡部和成：Risperidone持効性注射剤による単剤維持療法への切り替えを自ら選択した統合失調症通院患者の1例．臨床精神薬理 13：967‐972、2010．
渡部和成：統合失調症からの回復を願う家族の10の鉄則．星和書店、東京、2011．
渡部和成：Olanzapineと「教育‐対処‐相談モデル」．MARTA 9：18‐21、2011．
渡部和成：患者さんが病識をもてるようになることは大切なことです．月刊みんなねっと 49：14‐17、2011．
渡部和成：統合失調症を支えて生きる家族たち．星和書店、東京、2012．
渡部和成：統合失調症からの回復に役立つ治療と日常生活のポイント―患者さんに知っておいてほしいこと．星和書店、東京、2012．
渡部和成：統合失調症だけど大丈夫―回復と自立へのあいことば．永井書店、大阪、2012．
渡部和成：図解実践編　統合失調症を治す！　教育対処相談の渡部式最新治療法．日東書院本社、東京、2013．
渡部和成：多剤併用大量療法と長期隔離による入院治療後転院し、短期教育入院を経て単剤外来維持療法に移行できた初発統合失調症患者の1例．臨床精神薬理 16：1367‐1376、2013．
渡部和成：教育入院により拒薬と再入院の繰り返しから服薬と通院が可能になった統合失調症の1例．臨床精神薬理 16：1625‐1632、2013．
渡部和成：疾患教育・家族教育と診療報酬上の課題．日本精神科病院協会雑誌 32：588‐593、2013．
渡部和成：専門医がホンネで語る統合失調症治療の気になるところ．星和書店、東京、2015．

渡部和成：いま求められる統合失調症診療の進め方─面接、薬物療法から心理社会療法まで─．洋學社、神戸、２０１５．
渡部和成：理想の精神医療実現を目指して．長岡市医師会だより．No.４２５、２０１５．
渡部和成：統合失調症を悩まないで─家族がみつけた幸せへの道．星和書店、東京、２０１６．
渡部和成：ＳＤＭによる入院治療プログラムを利用した統合失調症患者の予後について．精神神経学雑誌 ２０１６特別号、Ｓ４７０、２０１６．
渡部和成：新しい非定型抗精神病薬持効性注射剤の統合失調症通院治療での有用性の検討．精神神経学雑誌 ２０１６特別号、Ｓ６１３、２０１６．
渡部和成：多職種による患者と家族への心理社会療法は薬物療法を適正化する─〝いま生きる〟をみんなで応援するＳＤＭによる治療．精神科看護 44：4-11、２０１７．
渡部和成：統合失調症教育入院の認知機能改善効果─Ⅰ．重症度の影響．精神神経学雑誌 ２０１７特別号、Ｓ２９４．
渡部和成：統合失調症教育入院の認知機能改善効果─Ⅱ．抗精神病薬の影響．精神神経学雑誌 ２０１７特別号、Ｓ２９４．
渡部和成：長岡モデルで奮闘中．日本病院会雑誌 67：８０６-８０７、２０１７．
渡部和成：Expressed Emotionを再考する．精神科治療学 33：２１３-２１８、２０１８．
渡部和成：統合失調症患者におけるpaliperidoneの認知機能改善効果とその特徴．精神神経学雑誌 ２０１８特別号、Ｓ３４６．
渡部和成、兼田康宏：患者心理教育への参加経験がある統合失調症通院患者の認知機能に対する

aripiprazoleの効果．臨床精神薬理 15：389-396、2012．

渡部和成、川﨑智弘：精神症状・神経認知・社会認知の評価尺度による統合失調症教育入院の治療効果の測定．新潟医学会雑誌 131：552-553、2017．

渡部和成、堤祐一郎：Aripiprazole内用液と心理教育による統合失調症治療が服薬アドヒアランスの確立に効果的であった統合失調症入院患者の1例．臨床精神薬理 12：2175-2181、2009．

おわりに――人生を生き抜くために

統合失調症の患者さん、ぜひ、本書で読み理解した考えと方法・技術を参考にしてください。

ぜひ統合失調症という病から脳とこころを解き放ち、統合失調症という病に影響されることがないように、あるいは少なくして、しっかり一度しかない個性的な人生を生き抜いてください。

統合失調症という病気を正しく理解し、統合失調症の症状にうまく対処しながら病気を管理していく技術を身につけてください。

統合失調症治療薬の（非定型）抗精神病薬は、たとえ対症療法の薬にすぎなくても、回復に向けて頑張っていくのを助けてくれるものですから、しっかり使用しつづけてください。

どんなに症状に対処しようとしても、うまくいかないときがあるかもしれません。そんなときは、統合失調症に負けそうになったり、せっかく育んだ病気に打ち勝つ自信を失いそうになったりすることがあるかもしれません。でも絶対にギブアップしないでください。症状に対処するために身につけた技術をとことん駆使し頑張ってみてください。なんとか落ち着いたら、そのときには、ぜひもう一度この本を読み直してください。救いとなるはずです。

病気の管理をうまくできていなくて、自分らしく生きられていないと感じるときがあるでしょう。そんなとき、そのことをあなたと一緒にコンステレーションを形作ってくれている周りの馴染みの人たちに、素直に話してみてください。きっと、今のあなたに合った助言をもらえるでしょう。そして、ぜひもう一度この本を読み直してみてください。ヒントが得られるはずです。

決して孤立することなく仲間を見つけて根気よく治療を続けるようにして、ゆっくりでよいですから社会参加を目指して一歩一歩進むようにしてください。

人が生きるというのは、一瞬一瞬を大事に生きるということです。統合失調症という病気に今という一瞬を奪われないように心がけてください。

繰り返しになりますが、最後にもう一度言わせていただいて、筆を擱《お》きます。ぜひ、頑張ってください。

統合失調症を理解し、日々の生活を無理しないようにすることは必要なことですが、過度に主体的な行動を抑制しすぎることなく、「病から脳とこころを解き放って」、個性を大事に、どんな形であれ社会に参加して生きていこうとしてください。そして、人生を生き抜こうとしてください。

本書の出版に関しご助言をいただいた星和書店の石澤雄司社長と編集者の桜岡さおり氏に心から感謝したします。

平成三十年六月

渡部和成

■著者

渡部和成（わたべ　かずしげ）

1951年愛知県生まれ。1977年名古屋市立大学医学部卒業。同年4月愛知学院大学歯学部助手（大脳生理学），1982年12月同講師。この間の1981年から1982年，アメリカ・カリフォルニア工科大学生物学部リサーチフェロー（神経生物学）。1987年4月八事病院（愛知県）精神科医師，1997年9月同副院長。2009年4月恩方病院副院長（東京都）。2012年4月北津島病院院長代行（愛知県），2013年4月同院長。2014年8月田宮病院院長（新潟県）となり現在に至る。医学博士。専門は統合失調症治療。

著書は，『統合失調症から回復するコツ―何を心がけるべきか』（2009年），『統合失調症に負けない家族のコツ―読む家族教室』（2010年），『統合失調症からの回復を願う家族の10の鉄則』（2011年），『統合失調症患者を支えて生きる家族たち』（2012年），『統合失調症からの回復に役立つ治療と日常生活のポイント―患者さんに知っておいてほしいこと』（2012年），『専門医がホンネで語る統合失調症治療の気になるところ』（2015年），『統合失調症を悩まないで―家族がみつけた幸せへの道』（監修，共著，2016年）ほか多数。学術論文は，『臨床精神薬理』，『精神科治療学』，『精神医学』，『臨床精神医学』などに多数発表している。第4回臨床精神薬理賞優秀論文賞受賞（2008年）。

わかった！　統合失調症のベスト治療
病から脳とこころを解き放つ

2018年12月7日　初版第1刷発行

著　者　渡部和成
発行者　石澤雄司
発行所　株式会社星和書店
〒168-0074　東京都杉並区上高井戸1-2-5
電話　03（3329）0031（営業部）／03（3329）0033（編集部）
FAX　03（5374）7186（営業部）／03（5374）7185（編集部）
http://www.seiwa-pb.co.jp
印刷所　株式会社 光邦
製本所　鶴亀製本株式会社

　ISBN978-4-7911-0999-9